JN023229

新型コロナウイルス感染症（COVID-19）からの教訓

これまでの検証と今後への提言

［編］
帝京大学大学院
公衆衛生学研究科

大修館書店

まえがき

　本書は、新型コロナウイルス感染症（COVID-19）の発生から、2021年1月末までの約1年間の主な出来事、特に、国内のCOVID-19対策について、帝京大学大学院公衆衛生学研究科（以下、帝京SPH[1]）の学生や教員等による検証とそこから得た教訓をまとめたものです。2021年7月現在、COVID-19はいまだ収束していません。したがって、これからの経過で、私たちの検証結果や教訓も変わってしまう（しまっている）かもしれません。しかし、そうだとしても、むしろ、そうだからこそ、これまでの1年間を振り返り、記録として残す意義は大きいのではないでしょうか。

なぜ、本書を作ろうと思ったのですか？　　COVID-19の世界的な拡大は、多くの命と健康、そして、生活の糧を奪い、人々に孤独と不安をもたらし、社会の分断を生み、私たちの生活を一変させました。人々は、これを"公衆衛生の危機"と呼びました。この公衆衛生の危機に対して、私たちは公衆衛生の専門職としてどのような貢献ができるのだろうか。社会の多くの人が思っているように、少しでも役に立ちたい。でも、何をすればよいのか、自問の時間が続いていました。その1つの答えが、本書の作成でした。公衆衛生の専門職大学院として、帝京SPHがやるべきことは教育と人材育成です。学生と教員が、本書の作成を通じて、COVID-19という公衆衛生の危機から生きた公衆衛生を学び、そして、今後の感染症のパンデミックに備えての教訓を残し、そこで貢献できる人材の育成につながると考えたのです。

帝京SPHとは何ですか？　　帝京SPHは、公衆衛生の専門職を育成する大学院です。帝京SPHは、東京大学、京都大学、九州大学に続き、日本での4校目のSPHとして、2011年に設立されました（つまり、2021年度で10周年）。Master of Public Health（MPH：公衆衛生学修士）とDoctor of Public Health（DrPH：公衆衛生学博士）の学位を修得することができます。帝京SPHの特徴は「問題解決型」の教育です。問題解決型とは、それぞれの社会や組織の中で生じている問題を同定し、分析し、その解決策を検討するものです。また、帝京SPHはチェンジエージェント、すなわち、社会を変える人の育成を目指しています。

---

1 SPHは、School of Public Healthの略

COVID-19 は、現在解決すべき最大のテーマであり、そのために多くのことに変化が求められています。すなわち、自分自身を含めて、どう変化すべきかを考える機会なのです。

本書はどのように作られたのですか？　2020 年 7〜8 月に、私が担当する「ヘルスポリシー概論」という科目で、「新型コロナウイルスに関する本を作るとしたら、どのようなテーマを取り上げるか」という課題を学生に出しました。各自が挙げたテーマを持ち寄り、グループワークにてまとめました。その内容を教員に共有したところ、是非、本にして出版しようということになりました。金森講師、博士後期課程の喜多さん、早々と 2021 年度の入学が決まっていた三原さん、そして、私が編集委員となり、学生が考えたテーマをもとに目次を作成しました。執筆は、学生が中心となり、教員が指導助言する形をとることにしました。学生と卒業生のメーリングリストにて執筆者を募り、各テーマに 1〜数名の学生と教員を割り当てました。その後、12 月に中間発表を通じて、編集委員や他の執筆者等から意見をもらい、ブラッシュアップし、完成させていきました。

本書の構成は？　COVID-19 は多くのことを考えさせられる出来事です。同様に、公衆衛生も非常に広いテーマを扱います。そこで、本書では、COVID-19 での公衆衛生の課題をできるだけ扱うことにしました。各章の後に、"クリティーク：専門家からのひとこと" があります。各分野の専門家に、私たちとは少し違う視点からコメントをいただきました。また、コラムとして、帝京 SPH の活動などを紹介しています。本編を読むブレイクとしてお読みください。さらに、オンラインでの座談会の本音トークも読みごたえありです。

最後に　本書の作成にあたり、多くの方にご協力いただきました。関わっていただいたすべての方に感謝を申し上げます。本書が、公衆衛生に多少なりとも興味のある方、COVID-19 のことを深く考えたいという方に少しでも多く読んでいただけければうれしく思います。そして、新型コロナウイルスとの戦いが早く収束し、社会と皆さんの生活と心が穏やかになることを願ってやみません。

2021 年 8 月

帝京大学大学院公衆衛生学研究科　教授

福田吉治

目次

第1章

世界はどう動いたのか？
——コロナ対策の国際比較

三原 智子・向井 ななみ・福田 吉治

「100年に一度の公衆衛生危機」と言われる新型コロナウイルス感染症（COVID-19）。地球規模で広がる脅威に立ち向かうべく、世界各国で様々な対策がとられてきた。敵を同じくしながら、その戦い方に違いが生まれたのはなぜか。世界保健機関（WHO）が国境を越えて果たした役割とは何であったのか。本章では、各国そしてWHOが講じた対策とその背景を論じ、ポスト・コロナ時代に向け我々が学ぶべきことを検討する。

1 はじめに

　2019年12月、中国湖北省武漢市で59人が原因不明の肺炎に感染した。これが、現在（2021年2月）まで続く新型コロナウイルス感染症（COVID-19）の世界的流行の発端であった。2020年1月14日、世界保健機関（WHO）はこのウイルス性肺炎について、新型のコロナウイルスが検出されたと正式に認定し、2月11日には新型コロナウイルス感染症の正式名称を「COVID-19」と発表した。なお、ウイルス名については、2月5日に国際ウイルス分類委員会（ICTV）が「SARS-CoV-2」と命名している。次第にウイルスの正体が明らかになる中、3月11日にWHOのテドロス事務局長が「パンデミック」を宣言。この時点で世界の感染者は12万人、死者は4,300人を超えていた。

　未曽有のスピードで拡大するCOVID-19に対し、各国は暗中模索の中で対策を講じてきた。入国制限や国境閉鎖、都市封鎖などで人々の国家間の往来や接触は止まり、経済活動の停滞を引き起こした。また、政府による感染者追跡の対策では、個人の権利と国家の安全という究極の問題に直面した。敵を同じくしながらも、その対策は国によって異なり、感染拡大の波に飲まれている国、健闘している国に明暗が分かれていった。

　一方、世界が自国の感染抑制に躍起になる中、国際保健分野で世界の調整役を担うWHOは「COVID-19戦略的・対応計画」[1]に代表される、感染拡大防止への対応ガイダンスや公衆衛生施策を行う際の基準作りを担った。しかし、WHOには「対応の遅さ」や「中国への忖度」といった批判や、組織改革を求める声も多い。

　人類の歴史は感染症との戦いの歴史でもある。過去にはウイルスの変異がより大きな感染拡大を引き起こしたケースもあり、COVID-19も例外とは言えない。時々刻々と変化する状況に対応し、今後世界が直面し得る新たな感染症に備えるためにも、我々は今回のことから教訓を得る必要がある。本章では、まず世界で実施されてきた主な公衆衛生施策を概観し、各国やWHOが講じた対策をその背景とともに振り返る。

2 COVID-19 における世界の公衆衛生施策

2.1 入国制限と国境閉鎖

　感染抑制対策として入国制限措置をとる国は多く、日本からの入国制限を例にとっても、2020年3月6日の時点で76の国と地域が制限を設けていたと外務省が発表している。各国とも、例外として入国を認める対象は存在していたものの、国外からの入国は原則禁止とするケースが多かった。国境閉鎖についても、同年4月27日時点で国境を完全または部分的に閉鎖している国は全体の76%に当たる166の国と地域に上った。人々の自由な移動が理念の根幹をなす欧州連合（EU）や欧州諸国も例外ではない。イタリアで感染が拡大した2月当初、周辺国は国境閉鎖に消極的であり、2月下旬には周辺国間で加盟国域内を審査なしに移動できる「シェンゲン協定」の維持が確認されていた。しかし、間もなく欧州の域内で感染が急増すると、3月下旬には多くの欧州諸国が国境の閉鎖を決定した。欧州での国境閉鎖には、マスク等の医療用品の流通が滞ることや経済活動への影響を懸念する声も多く、ドイツとフランスが輸出禁止や医療用品の国家管理を表明した際には、「欧州の連帯に反する」と周辺国から批判が起きた。

　入国制限や国境閉鎖は、特に感染拡大初期に多くの国々が講じた措置であったが、その効果には賛否両論がある。武漢市と中国本土間の移動制限を例に渡航制限の効果検証を行った論文では、渡航制限が感染抑制に及ぼした影響はわずかであると述べられており[2]、WHOも移動や交易の制限を積極的には勧めてこなかった。しかし、感染拡大初期に国境を越える移動を制限することで、新規感染者の発生を減らすことができるとする論文[3]も発表されている。実際に、新型コロナウイルス抑え込みの成功国として名前の挙がる台湾でも、2月上旬にいち早く中国全土からの入国を禁止していた。渡航制限に絶対的な効果があると現時点で明言はできないが、少なくとも感染初期段階での制限措置には効果があると言えるのではないか。

2.2 都市封鎖

　入国制限や国境閉鎖が国外への対策として行われるのに対し、国内の感染抑制対策として行われるのが都市封鎖である。都市封鎖に明確な定義はなく、外出制

限に罰則を加える国、自粛要請にとどめる国と様々であるが、いずれも感染症の拡大を防止するため、人々の外出や行動を制限する措置であることに変わりはない。これらの行動制限は多くの国で導入されており、2020年4月1日時点で数ヵ国を除いたほぼすべての国と地域で何らかの移動制限措置がとられていた[4]。

都市封鎖による感染抑制効果については、英科学誌 Nature の論文[5]で、中国、韓国、イタリア、イラン、フランス、米国の6ヵ国で実施されたウイルス封じ込め施策の効果を分析した結果、その6ヵ国だけでも億単位の人の感染を防いだとの試算が出されている。また、英国ではロックダウンで新規感染者が30％減少したとの報告[6]もあり、ロックダウンに一定の効果があるとする研究結果は各国で報告されている。しかし、世界でも屈指の厳しいロックダウンを行ったインドでは、感染者・死亡者は増加の一途をたどっており、絶対的な効果があるとは言い切れない。

2.3 PCR 検査

PCR 検査は、新型コロナウイルス感染の有無を確認する手段として現在最も一般的な選択となっている。PCR 検査による感染拡大の抑制効果については肯定的な意見が多く、PCR 検査を積極的に行い、感染者を確実に隔離することで感染拡大が抑えられるという結果も出ている[7]。また、無症候性感染者が感染を拡大しているとのシステマティックレビュー[8]も提示されており、症状が出ていない感染者も含めていち早く診断・隔離ができるという点では、積極的なPCR 検査の実施がグローバルスタンダードであると言える。

2.4 マスク

新型コロナウイルスの感染拡大と同時に広まった慣習の1つに、マスクの着用がある。症状がある人だけではなく、全員がマスクを着用するユニバーサルマスクという新しい概念には、当初エビデンスがなく抵抗を示す国も多かった。しかし、マスクの着用により感染リスクが85％減少するという論文[9]や、マスク使用義務化の前後で患者数が減少したなどの研究結果[10]が発表されるなど、マスク着用による感染抑制に関するエビデンスも増え、ユニバーサルマスクへの考え方が徐々に変化している。

しかし、実際は国によってマスクの着用率に差があるのが現状であり、グローバルスタンダードでマスクの着用が根付いているとは言い難い。比較的マスクの

着用が根付いているアジア諸国では、過去に重症急性呼吸器症候群（SARS）や中東呼吸器症候群（MERS）といった呼吸器感染症が流行した経験や、毎年のインフルエンザウイルス感染症など流行性感冒への対策として、マスクの着用が公衆衛生的な1つの行動として浸透していることが背景にある。

3 各国の対策事例とその背景にあるもの

　前節では、コロナ対策にある種のグローバルスタンダードが確立しつつあることを述べた。しかし、各国に目を向けると、対策の手法やそこに至るまでのプロセスが国ごとに大きく異なることがわかる（**表1-1**）。本節では、各国の対策の特徴と背景を掘り下げる。

表1-1　各国のコロナ対策

トップダウン型	
中国	共産党による厳格な都市封鎖と感染者、接触者追跡
ベトナム	政府主導の厳格な行動制限
インド	世界最大規模の全土ロックダウン
スピード対応	
台湾	中央感染症指揮センターを中心として指揮命令系統を確立
韓国	大量PCR検査と感染者、接触者追跡
シンガポール	世界で初めて接触追跡アプリを開発
優れたリーダーシップ	
ドイツ	首相による科学的根拠に基づく対策
オーストラリア	政府と州知事との連携による細やかな対策
ニュージーランド	首相のコミュニケーション力により国民が連帯
その他	
スウェーデン	持続可能な対策を目指した緩やかな行動制限
米国	大統領と専門家との対立、経済活動優先の対策
ブラジル	経済活動優先の対策
英国	集団免疫戦略の失敗
南アフリカ	変異型ウイルスの発覚、アルコール販売禁止

3.1　政府主導の厳しい対策を講じた国

　個人の権利と公衆衛生の両立に頭を抱える国が多い中で、厳格な措置に踏み切った国々がある。中国は、感染拡大の発生地とされる武漢市を事実上完全封鎖した。人口 1,000 万人を超える巨大都市の 76 日間にわたる封鎖は、世界に衝撃を与えた。WHO は、国際保健規則（IHR）の範囲を超えているとしながらも、中国の都市封鎖に一定の効果を認めており [11]、2020 年 1 月 29 日〜2 月 29 日にかけての対策により、140 万人の感染と 5 万 6 千人の死を免れることができたとの試算も出ている [12]。共産党による一党独裁が敷かれる中国では、統治目的で個人情報を収集する仕組みが元来より整備されており、それらのデータを活用することで感染経路の把握や濃厚接触者の特定を可能にした。しかし、非常事態下とはいえ、政府による過度な個人情報の収集には批判の声も多いのが現状である。政府による監視は、人々の行動だけでなく言論の自由にも及ぶが、厳しい言論統制の中でも、科学者たちは知見を発信し続けている。科学技術・学術政策研究所の分析 [13] によると、2020 年 4 月時点での世界各国の COVID-19 に関係した論文発表数において、中国がトップを走っている。

　同じくアジアの国々の中で、政府主導の厳しい感染症対策が効果を発揮している国としてベトナムが挙げられる。ベトナムは 2020 年 8 月の感染拡大をピークに、感染者数を低く抑え続けている。中国と同じく、政府が国民に対してある程度強制力を発揮できる政治体制であるベトナムは、当初から経済よりも人命を優先した対策に軸足を置き、国境閉鎖や入国者隔離などの水際対策、公共交通機関の運休やクラスター発生地域の徹底した封鎖を行ってきた。

3.2　過去の経験から学んだ国

　台湾は、2020 年 5 月 11 日に 7 人目の COVID-19 による死者を出して以降、現時点（2021 年 1 月末）までその数を維持し続けている。しかし、その台湾にも過去の苦い経験があり、それが今回のコロナ対策に活かされている。2002 年〜2003 年に東アジアを中心に大流行した SARS により 37 人（関連死を含め計 73 人）の犠牲者を出した。その経験を教訓に、台湾は公衆衛生上の非常時に情報と権限を集中させる組織体制を整備している。疾病管制所（CDC）をトップに、司令塔としての国家衛生指揮センター（NHCC）、非常時に臨時で設置される防疫対策の策定および推進担当を行う中央感染症指揮センター（CECC）がある（図

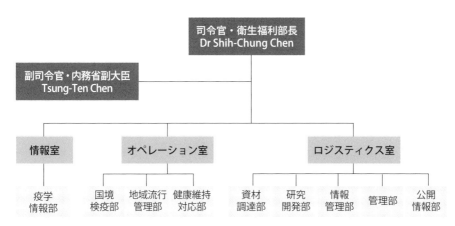

図 1-1 台湾中央感染症指揮センター（CECC）における COVID-19 対策の枠組み（文献 14 より作成）

1-1) [14)]。CECC はさらに専門ごとに細分化され、それぞれの組織が指揮監督の法的権限を持つ。

　また、有事への対応に優れている背景には、台湾独特の政治事情がある。台湾は中国との軍事的対立を理由に、1951 年に徴兵制を開始した。2018 年には志願制へと移行したが、事実上の徴兵制である 4ヵ月間の軍事訓練や予備役制度が今も残っており、新型コロナウイルスの感染拡大抑制の鍵となるマスクの増産・配給制を支えたのは、現役や予備役の軍人たちだった。政治的背景に基づく有事への備えが、今回の防疫対策において大いに力を発揮した。中国の強権的な対策と対照的に、民主主義的な対策で抑え込みに成功した台湾の裏支えとなったのは、皮肉にも中国との対立から生まれた防衛制度であった。

　同じく過去の感染症を教訓に危機への準備態勢、いわゆる "プリペアドネス" を向上させた国として、韓国とシンガポールが挙げられる。両国とも 2015 年に猛威を振るった MERS を経験し、公衆衛生上の有事に対する備えができていた。韓国はいち早く移動式の PCR 検査体制を確立し、2020 年 3 月初旬には約 14 万件の検査を終えていた。また、96.4％と世界一のキャッシュレス普及率を活かし、保健当局が素早く感染者の移動ルートを特定できる追跡インフラを整えた。シンガポールは早期に国境を閉鎖し、感染抑制を行った。また、世界で初めて導入された「接触追跡アプリ」の普及率は 78％（2021 年 1 月時点）にも及んでおり、国民の危機意識の高さが窺える。

3.3 リーダーシップに優れた国

　今回のパンデミックでは、国家のリーダーたちの力量の差が浮き彫りとなった。感染拡大が深刻な欧州諸国の中で健闘を続けているのがドイツだ。感染拡大初期段階には、近隣の欧州諸国と並ぶ感染者数を抱えながらも、致死率を低く抑えてきた。ドイツのメルケル首相は物理学の博士号を持つ科学者としての異色のバックグラウンドを持つ。ロベルト・コッホ研究所と連携し、客観的なデータに基づく明解な対策を打ち出し国民の支持を集めた。政府の対策が個人の権利を脅かすとして反発が起こる国も少なくないが、メルケル首相は国民へのメッセージの中で、自国が民主主義国家であることを強調した上で対策への協力を仰ぎ、国民の理解を得た。また、連邦制をとるドイツでは、各州政府が状況に応じて法的権限を持って対策を講じることができるため、州レベルでのリーダーシップが発揮されたことも特徴として挙げられる。

　同様に地方レベルでのリーダーシップが力を発揮した事例として、オーストラリアがある。2020 年 6 月末から 10 月にかけて、ヴィクトリア州での感染拡大により第 2 波が訪れたが、感染拡大地域に限定したロックダウンの措置により、10 月中旬には拡大の波は緩やかになり、11 月には新規感染者ゼロに至った。同国政府は 5 月に「Roadmap to a COVID safe Australia」と題して、7 月までの規制緩和に向けた 3 段階のロードマップを発表した（図 1-2）。各州はこのロードマップを基準に規制緩和を進めるが、緩和の度合いやスピードは州ごとに状況に応じて対応する。中央政府は各州の進捗状況を 3 週間ごとに確認し、ロードマップに見直しをかけていく仕組みである。同じくオセアニア地域で優れたリーダーシップを発揮した国にニュージーランドがある。アーダーン首相率いる同国は、オーストラリアのシンクタンク「ロウイー研究所」が 2021 年 1 月に発表した、新型コロナウイルス対策の有効性を指数化し、順位づけたレポート [15] において、98 の国と地域の中でトップに選ばれている。厳格なロックダウンにより、2020 年 5 月の早い段階での抑え込みに成功し、102 日間の市中感染ゼロを実現した。その後 8 月から 10 月にかけてオークランドを中心とした第 2 波に見舞われるが、再びの徹底した対策で封じ込めている。厳しい対策措置をとりながらも政府の支持率は高く、その背景には首相の高いコミュニケーション力がある。ソーシャル・ネットワーキング・サービス（SNS）を利用して直接国民にメッセージを発信する首相の姿勢は国民の共感を呼び、連帯の力を生んだ。

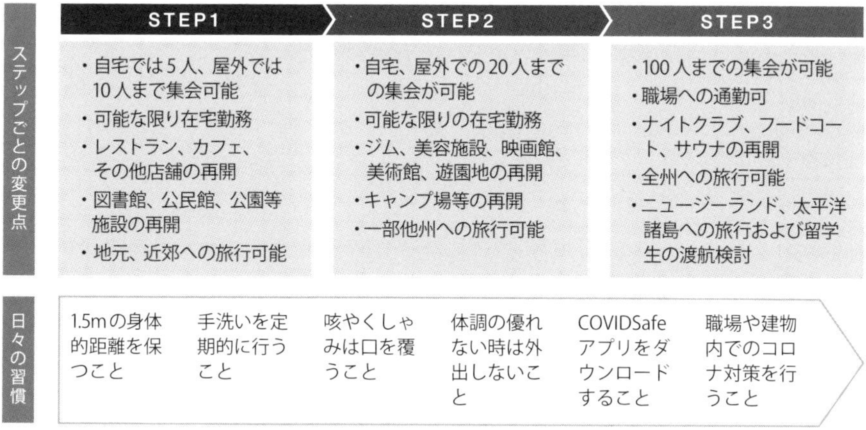

	STEP1	STEP2	STEP3
ステップごとの変更点	・自宅では5人、屋外では10人まで集会可能 ・可能な限り在宅勤務 ・レストラン、カフェ、その他店舗の再開 ・図書館、公民館、公園等施設の再開 ・地元、近郊への旅行可能	・自宅、屋外での20人までの集会が可能 ・可能な限りの在宅勤務 ・ジム、美容施設、映画館、美術館、遊園地の再開 ・キャンプ場等の再開 ・一部他州への旅行可能	・100人までの集会が可能 ・職場への通勤可 ・ナイトクラブ、フードコート、サウナの再開 ・全州への旅行可能 ・ニュージーランド、太平洋諸島への旅行および留学生の渡航検討

日々の習慣	1.5mの身体的距離を保つこと	手洗いを定期的に行うこと	咳やくしゃみは口を覆うこと	体調の優れない時は外出しないこと	COVIDSafeアプリをダウンロードすること	職場や建物内でのコロナ対策を行うこと

図1-2　オーストラリアにおける COVID-19 対策のロードマップ
（Roadmap to a COVID safe Australia より作成）

3.4　その他

　公衆衛生上の有事において国のリーダーが果たす役割は大きい。ところが、そのリーダーが対策の足を引っ張るケースもある。米国は中国に次いでCOVID-19関連の論文発表数の多い国だが、2020年1月時点で感染者が最も多い国の1つとなっている。感染拡大初期の2020年2月下旬に、国立アレルギー感染症研究所所長のアンソニー・ファウチ氏を中心とする新型コロナウイルス対策チームが結成された。経済優先の方針を示すトランプ大統領（当時）に対し、拙速な経済活動再開の危険性を訴え続けたが、大統領任期中に軌道修正されることはなかった。2021年1月にはバイデン大統領による新政権が発足し、新型コロナウイルス対策を最優先課題とする国家戦略が発表された。大国の新たなコロナ対策に国内外から期待が寄せられている。同様の理由で感染拡大を許したのがブラジルである。ボルソナロ大統領は経済活動優先の方針を推し進めた結果、感染者数は米国とインドに続く第3位となった。一方、1月時点での感染者数第2位のインドは、モディ首相の下、13億人の国民一斉に不要不急の外出を禁じる世界最大のロックダウンを行った。しかし、数億人にも上る貧困層を守るために早期の経済活動再開に舵を切らざるを得ず、感染拡大の波を止められずにいる。積年の問題がコロナ禍で露呈した形となった。

　感染拡大初期において集団免疫戦略を掲げていた英国は、早々の方針転換を余

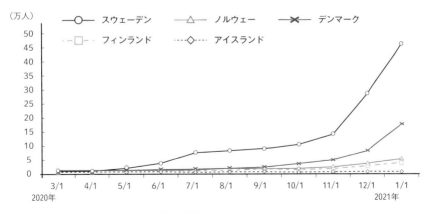

図1-3　北欧5ヵ国における感染者数の推移（WHO報告書より作成）

儀なくされ、感染拡大地域でのロックダウンや厳しい行動制限を繰り返している。COVID-19関連論文の発表数は中国、米国、イタリアに次ぐ第4位であり、世界中にその知見を発信し続けているが、国内では変異型ウイルスが猛威を振るい、2021年1月末時点で国内の死者は10万人を超えている。

　感染拡大初期の英国と同じく、比較的緩やかな対策を講じていた国がスウェーデンだ。持続可能な対策を目指し、他国が実施するロックダウンなどの措置はとらず、必要に応じて外出制限等の対策を実施してきた。同国の感染防止法では、感染管理は公衆衛生庁主導で行われるものと定められている。そのため、公衆衛生庁の疫学者のテグネル氏を中心に対策が講じられ、国民からの信頼も厚かった。しかし、高齢者層での感染が広がり、感染者数、死者数ともに、厳しい対策を講じていた周辺の北欧4国と大きな差が開いてしまった（**図1-3**）。

4　コロナ禍における **WHO** の機能と役割

4.1　WHOと感染症の歩み

　1948年に設立されたWHOは、感染症対策の他、非感染性疾患や母子保健、保健医療システム、水・衛生など、幅広い保健分野におけるルール作りや各国への技術指導等を担う。感染症対策においては、国を越えて広がる公衆衛生上の危

表1-2 COVID-19に関するWHOの主な動き

2019年	12/31	中国がWHOに原因不明の肺炎クラスター発生を通報
2020年	1/1	WHOが危機対応グループを立ち上げる
	1/12	中国がWHOに新型コロナウイルスの遺伝子配列情報を提供
	1/14	WHOが新型コロナウイルスを認定
	1/20・21	中国とWHO専門家による武漢現地視察
	1/22・23	テドロス事務局長による緊急委員会招集
	1/28	テドロス氏率いるWHO代表団が北京を訪問
	1/30	WHOによる「国際的に懸念される公衆衛生上の緊急事態」宣言
	3/11	パンデミック宣言
	4/14	トランプ米大統領がWHOへの拠出金停止を指示
	5/18	WHO総会

機に備え、「国際保健規則（IHR）」[16] を定めている。同規則は、2003年の
SARS、2005年の鳥インフルエンザの流行を経て、危機管理体制が強化される形
に改正された。IHRに強制力はないが、各国の検疫の基準とされることが多く、
「事実上は唯一の地球規模での感染症対策に関わる規範として機能してきた」[17]
とされる。

　2009年には、北米大陸で発生した新型インフルエンザの流行において、21世
紀初のパンデミック宣言が当時のWHO事務局長であるマーガレット・チャン
氏によりなされた。直近では2014年に西アフリカで発生したエボラウイルス病
への対応が記憶に新しい。当時WHOは、2009年のパンデミック宣言を「過剰
反応」と批判されたこともあり、エボラウイルス病対応には慎重な姿勢をとって
いた。その結果、「国際的に懸念される公衆衛生上の緊急事態（PHEIC）」の発
出に遅れが生じ、検疫強化や渡航制限などの水際対策が迅速に進まなかったとさ
れる。

4.2　WHOのCOVID-19対応と批判

　WHOのCOVID-19対応（**表1-2**）を巡っては、パンデミック宣言のタイミ
ングの遅れや、その背景に見える中国への過剰な配慮に批判が相次いだ。WHO
が定めるIHRは、「国際交通に与える影響を最小限に抑えつつ」感染症の国際的
伝播を最大限防止するよう求めており、経済的ダメージへの懸念が対応の遅れに

つながった可能性が指摘されている。また、各国の調整機関であるWHOは、その対応に強制力を持たない。中立・公平な立場での運営を求められながらも、加盟国の協力と拠出金により運営されているため、国際政治と完全に切り離すことは難しい。今回も、中国政府の協力なくして感染状況を把握することができないという事情から、WHOは慎重な姿勢をとらざるを得なかったと見られる。

　また、COVID-19対応において多くの成功事例を持つ台湾がWHO総会へのオブザーバー参加を認められなかった点についても、こうした国際政治を巡る問題が関係している。WHOは2020年7月、COVID-19への対応検証に向けた独立調査委員会（IPPR）を設置した。委員会は、WHOや各国の対応評価、検証を行い、WHOの任務の見直しや権限強化等の組織改革に向けた提言を行うことを目的としている。2021年1月19日、IPPRの共同委員長を務めるサーリーフ氏は、COVID-19を巡る対応検証の調査報告の中で、WHOの慢性的な財源不足の解消を含む迅速な組織改革の必要性があると訴えた。

4.3　WHOがポスト・コロナ時代に求められる役割

　COVID-19を巡る対応で、新たな時代に向けた改革の兆しが見えている点についても言及したい。WHOは今回、米国の民間財団である国連財団とともに「WHOのための新型コロナウイルス感染症連帯対応基金（連帯基金）」を立ち上げ、世界中の個人や企業から有志の寄付金を募った。同基金が設立された2020年3月13日から5月1日までの初めの7週間で、2億1千万ドル以上の寄付金が集まり[18]、感染が拡大した2020年4月、5月でのマスク配布や検査キット確保に役立てられた。公平性や中立性の観点から、民間企業から資金を得ることに慎重な国際機関が連帯基金を立ち上げたことのインパクトは大きい。

　また、5月には民間から寄付金を集めるための「WHO財団」を設立。これはWHO事務局長就任以来、民間アクターとの連携を模索してきたテドロス氏による長期的改革計画の一環であった。WHO財団は、個人や企業、非政府組織（NGO）などの民間アクターからの寄付を促し、特定の事業に割り当てられる加盟国からの任意拠出金とは異なる、柔軟性の高い資金調達を目指す。

　新型コロナウイルスは現在進行形で拡大を続けており、ポスト・コロナ時代を見据えるのは時期尚早かもしれないが、新たな時代への変化の兆しは見えている。国際機関、そして各国が国や組織を超えた連帯の在り方を考えていく必要がある。

5 結論

　新型コロナウイルスの発生から1年以上が経過し、世界は暗中模索の状態からは脱却しつつある。水際対策により感染者の国内流入を防ぎ、国内ではPCR検査で感染者を隔離し、無症候性感染者からのさらなる感染拡大を阻止する。感染拡大地域では都市を封鎖し、人の流れを止める。目下進行中の問題であり、どの対策が正解であると判断できない状況ではあるが、ワクチン接種を含め、コロナ対策のグローバルスタンダードと呼べるものが確立し始めていると言える。しかし、各国がその対策を選択するに至る背景は様々であり、対策の講じ方も国によって異なっていた。政府主導のトップダウン型で対策を推し進める国、国民の自由を重んじ持続可能な対策を目指す国、軍事的な国防の備えを防疫対策に活かした国、経済対策に振り切る国、など実に様々である。その中でも、比較的感染を抑制している国々に共通していることは、"プリペアドネス"が対策に活かされていたということである。その目的や背景に差はあるものの、有事への備えを十分に活かすことができたかどうかが、世界が同一の問題に対峙する中で、明暗を分ける1つの鍵となった。

　また、各国を俯瞰した立場でリーダーシップを発揮するWHOも、今回のコロナ禍で直面した問題は数多い。その中には組織の深刻な資金不足など、コロナ禍以前から問題視されていた積年の課題もある。一方で、WHOと民間企業の連携など、コロナ禍で形となった好事例もある。抜本的な組織改革を行うとともに、組織を超えた連携が有事に限った特殊な事例とならないよう、ポスト・コロナ時代に向けた変革が必要となる。

6 教訓

プリペアドネスを高める

　各国のコロナ対策を比較検討し、公衆衛生上の有事への備え、すなわちプリペアドネスの重要性が明らかとなった。緊急時の指揮命令系統を確立し、現場の状況に応じた対策がとれるよう、有事における国と自治体の役割分担と責任の所在を明確化することが重要である。また、プリペアドネスの向上に向けては、官民

一体で公衆衛生対策を進めることも欠かせない。台湾は官民一体となってマスクの増産体制を築き、IT担当大臣のオードリー・タン氏をはじめ立法院（日本の国会に当たる）議員経験を持たない専門家らが、各々の知識を活かして対策に従事していた。この例を見ても、公衆衛生上の有事へのプリペアドネスの向上が、国や行政に限った問題ではないことがわかる。ポスト・コロナ時代には、垣根を超えたプリペアドネスの向上に努めていく必要がある。

世界の公衆衛生政策を学び活かす

　時代が進むにつれ人やモノの移動は激しくなり、感染症対策はその難しさを増している。今回のパンデミックにおいて、世界は自国の感染症対策だけに目を向けていては不十分であることを痛感した。プリペアドネスを向上させるためにも、まずは各国で実施されている公衆衛生政策を学び、検証し、それを自国の公衆衛生政策に活かすこと、そしてそこで得た知見を再び世界へ発信していくこと、その循環がポスト・コロナ時代にも継続される必要があるだろう。

参考文献

1）World Health Organization. Responding to community spread of COVID-19. https://www.who.int/publications/i/item/responding-to-community-spread-of-covid-19

2）Chinazzi M, Davis JT, Ajelli M, et al. The effect of travel restrictions on the spread of the 2019 novel coronavirus（COVID-19）outbreak. Science. 2020; 368: 395-400.

3）Jacob Burns, Ani Movsisyan, Jan M Stratil, et al. Travel-related control measures to contain the COVID-19 pandemic:a rapid review. PubMed（nih.gov）. 2020 Oct 5; 10: CD013717.

4）BBC NEWS. Coronavirus: The world in lockdown in maps and charts. https://www.bbc.com/news/world-52103747

5）Hsiang S, Allen D, Annan-Phan S, et al. The effect of large-scale anti-contagion policies on the COVID-19 pandemic. Nature. 2020; 584: 262–267.

6）BBC NEWS. Covid infections in England fall by 30% over lockdown. https://www.bbc.com/news/health-55124286

7）Rannan-Eliya RP, Nilmini Wijemunige N, Gunawardana JRNA, et al. Increased intensity of PCR testing reduced COVID-19 transmission within countries during the first pandemic wave. Health Aff. 2021; 40: 70-81.

8）Kronbichler A, Kresse D, Yoon S, et al. Asymptomatic patients as a source of COVID-19 infections: A systematic review and meta-analysis. Int J Infect Dis. 2020; 98: 180-186.

9）Chu DK, Akl EA, Duda S, et al. Physical distancing, face masks, and eye protection to prevent person-to-person transmission of SARS-CoV-2 and COVID-19: a systematic review and meta-analysis. Lancet. 2020; 395: 1973-1987.

10）Lyu W, Wehby GL. Community use of face masks and COVID-19: evidence from a natural experiment of state mandates in the US. Health Aff. 2020; 39: 1419-1425.

11）Yuan X, Xiao Y, Dai Z. Modelling the effects of Wuhan's lockdown during COVID-19, China. Bull World Health Organ. 2020; 98: 484-494.

12）Burki T. China's successful control of COVID-19. Lancet Infect Dis. 2020; 20: 1240-1241.

13）科学技術・学術政策研究所．COVID-19 / SARS-CoV-2に関する研究の概況の公表について．
https://www.nistep.go.jp/archives/44297

14）Taiwan Centers for Disease Control. https://www.cdc.gov.tw/En

15）Lowy Institute. Covid Performance Index.
https://interactives.lowyinstitute.org/features/covid-performance

16）World Health Organization. International Health Regulations.
https://www.who.int/cholera/health_regulations/en

17）谷口清州．国際保健規則（IHR2005）の現状と課題．公衆衛生．2012: 76: 596-600.

18）日本国際交流センター．WHOのための新型コロナウイルス感染症連帯対応基金．寄付金の使途
http://covid19responsefund.jcie.or.jp/donation-use/

19）アジア・パシフィック・イニシアティブ．新型コロナ対応・民間臨時調査会 調査・検証報告書．東京：ディスカヴァー・トゥエンティワン．2020.

20）岩田健太郎．丁寧に考える新型コロナ．東京: 光文社．2020.

21）野嶋剛．なぜ台湾は新型コロナウイルスを防げたのか．東京: 扶桑社新書．2020.

22）藤重太．国会議員に読ませたい台湾のコロナ戦．東京: 産経新聞出版．2020.

（リンク先は2021年2月4日アクセス可能）

クリティーク：専門家からのひとこと

　帝京 SPH 発足 10 年の年に、世界は COVID-19 のパンデミックに見舞われている。その超克とより強靭な社会システムが求められるところ、本書が刊行され、冒頭の第 1 章がかかる優れた論考に割かれたことを歓迎したい。2 年を間違いなく超えるパンデミックの初めの 1 年余りの世界の状況がよくまとめられているが、いくつかの点で今までと違った様相を示していることを指摘したい。

　従前の公衆衛生は、先進国の課題と途上国の課題を分けて、グローバルヘルス・コミュニティは専ら後者の健康課題を論じてきた。ところが、今回一番被害を受けたのは低所得国ではなく、SPH 校を多く擁する先進国である。加えて、驚くべき速さで開発されたワクチンの普及、変異株の出現といったバイオメディカルな進展や国際協調の復興傾向とともに、パンデミックの深くかつ長い影響が明らかになりつつある。現象的には、健康問題が、経済・社会や国の安全保障にも影響を与えるというドミノ現象が危惧される。さらに、少子化傾向は加速され、健康格差など様々な課題が深刻化している。これらにより SPH も変革が求められ、より学際的かつ俯瞰的な視点が求められる。例えば、国際感染症対策には、国際保健外交、インテリジェンス、危機管理オペレーション、経済活動といった実学とそれらの統合なくしては、国民を守り、経済を維持し、世界に貢献するという公衆衛生の使命を全うできないのではなかろうか。

慶應義塾大学医学部　訪問教授
GHIT Fund　代表理事

中谷 比呂樹

第 2 章

日本は成功したか？
──「日本モデル」と「ファクターX」の検証

伊藤 優真・杉本 九実・
天野 方一・高橋 謙造

日本においても、COVID-19のパンデミックを収束させるべく様々な施策が行われた。国際比較で感染率や死亡率を見ると、日本は感染をある程度抑制できているように見える。その背景として、"日本モデル"の成功や"ファクターX"の存在があるという見解がある。本章では、これらの概念に注目し、国内の感染状況を主な施策や出来事とともに振り返る。

1 はじめに

　日本の COVID-19 感染者数と死亡者数は、欧米や南米諸国等より低い傾向にある。2021 年 1 月 31 日時点で、100 万人当たりの感染者・死亡者は、米国78,757 人・1,327 人、英国 56,079 人・1,558 人、ブラジル 43,173 人・1,053 人に対して、日本は 3,063 人・45 人である[1]。

　この感染状況の差に関係している要因は何か？　初期の流行を抑え込んだと言われているのが、日本がとった他の国とは異なる独自の施策、すなわち「日本モデル」である。また、ノーベル賞受賞者である京都大学の山中伸弥教授は、日本での低い感染率や死亡率の要因を「ファクター X」と呼んだ[2]。ファクター X とは、はっきりとはしないが、感染を低くする何らかの要因が日本（人）にはあるという考え方に基づく。

　日本モデルもファクター X も、適切な検証がなければ、楽観的あるいは結果論的な見解とも言える。今回の危機から次の備えを行うためには、日本モデルとファクター X が感染を抑えることができた真の要因であったのかを検討し、教訓を得る必要がある。そこで、本章では、日本の 1 年間の感染状況とそれに関連する施策や出来事を俯瞰し、日本モデルの成否やファクター X の正体の検証を試みる。

2 日本での感染者数の推移と背景

　日本の COVID-19 感染者数の推移は、感染者が最初に報告された 2020 年 1月 15 日以降、2021 年 1 月末時点までの間に、第 1 波、第 2 波、第 3 波と一般的に呼称される感染者が増加する波が確認できる（**図 2-1**）[1]。本節では、各波において、感染者数の推移に関係があると考えられる主な施策と出来事を概観する。

2.1　流行初期（**2020 年 1 月上旬から 3 月下旬まで**）

　中国で COVID-19 が大流行し始めた際、日本での主な出来事としては 2020年 2 月のダイヤモンド・プリンセス号での集団感染がある。計 712 人の感染者を出した本事例は、規模、多国籍の乗客乗員、閉鎖された空間、そして、

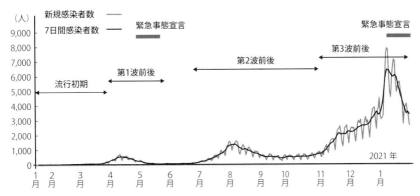

図 2-1　日本の感染状況：新規感染者数の推移（2020 年 1 月〜 2021 年 1 月）（文献 1 より作成）

COVID-19 とその対策に関するエビデンス（科学的根拠）の不足などから過去に例のない解決困難な事例であった。体制の構築、指揮系統、感染管理の徹底などの多くの課題に対して、政府、災害派遣医療チーム（DMAT）、自衛隊、感染症の専門家等が連携して対応に当たった。ゾーニングに不備があったことや、回復者等が下船後に一般の交通手段を用いたことなどに対して批判もあった。しかし、結果的には対策に当たった支援者から数名の感染者が生じたものの、いわゆる 2 次感染の発生はなく、解決に至った[3]。本事例は連日メディアで取り上げられ、国民の多くが COVID-19 を強く認識する機会となり、また、関係機関の連携を含め、その後の対策に備える契機となった。

　この時期に行われた教育機関の一斉休校に関しては批判も多い。児童・生徒が流行の主体となるインフルエンザと異なり、コロナウイルスの一種による重症急性呼吸器症候群（SARS）では学級閉鎖のメリットは否定的であったとする[4]専門家の意見に反して実施した一斉休校は、児童・生徒や学校のみならず、親の生活や自治体等への影響も多大であった。

2.2　第 1 波前後（2020 年 4 月上旬から 5 月下旬まで）

　ここでの重要な出来事は緊急事態宣言の発出である。4 月 16 日（一部地域は4 月 7 日から）から 5 月 25 日まで全国に緊急事態宣言が発出され、大幅な感染防止措置が行われた。内容は、教育施設の全国的閉鎖や、飲食店、商業施設などを含む様々な施設の利用制限、外出・移動制限、イベント開催制限、テレワークの推奨などが含まれていた。

携帯電話の位置情報をもとに各地の人出の数を推計したデータによると、東京渋谷のセンター街の人出（20時台）は、感染拡大前の2020年1月の平均8万人から、緊急事態宣言下では1万人前後まで減少した[5]。都内のその他の地点でも同様に大きく人出が減っていた。人の接触を減らすという観点からの緊急事態宣言の効果は大きく、飲食店や商業施設の利用制限、テレワークの推奨などは人の接触機会を減少させ、感染防御へ寄与した。

　その他の出来事では、志村けん氏ら著名人のCOVID-19感染による死去がある。その反応として、Twitterにおける「怖」という感情を含む投稿が、死去の1週間前と比べて約3倍に増えたと報告されている[6]。著名人の訃報は、社会全体にCOVID-19の恐ろしさを強く認識させ、国民全体の感染対策への意識向上や行動変容へと導いた出来事の1つとなった。

2.3　第2波前後（2020年7月上旬から11月下旬まで）

　第2波との関連が考えられる事象として、Go Toキャンペーンがある。Go Toキャンペーンは、日本国内における観光などの需要を喚起して、緊急事態宣言に伴う外出自粛や休業要請で悪化した経済を再興させることを目的とした経済政策の1つである。2020年7月22日よりGo Toトラベル、飲食店などの支援を目的としたGo Toイートが順次スタートした。

　Go Toトラベルが感染を拡大させたという調査[7]はあるが、その感染状況への決定的な因果関係を導き出すのは難しい。ただ、感染のリスクを高める人の移動と接触機会を増加させたということは間違いない。

2.4　第3波前後（2020年12月上旬から2021年初旬まで）

　第3波で重要な事象は、緊急事態宣言の再発出である。2回目の緊急事態宣言は初回と異なり、社会経済活動の大規模な抑制ではなく、感染リスクの高い場面に絞って効果的・重点的な対策を徹底した。具体的には、飲食店の営業時間短縮要請、外出自粛の要請、テレワークの推進などが主で、前回行われた一斉休校は含まれなかった。この緊急事態宣言が有効であったかということは現時点（2021年1月末現在）では述べることができない。しかしながら、「緊急事態宣言慣れ」や「自粛慣れ」という言葉も話題になり、国民の適切な行動変容が初回の緊急事態宣言ほど見込めないのではという否定的な意見も多い。

3 日本モデルの政策分析

2020 年 5 月 25 日、安倍首相（当時）は「日本ならではのやり方で、わずか 1 か月半で、今回の流行をほぼ収束させることができた。正に、日本モデルの力を示したと思う。」と述べた。ここでは、日本モデルを「社会・経済機能への影響を最小限にしながら、感染拡大防止の効果を最大限にし、法的な強制力を用いずに要請ベースでの行動変容を促す戦略」と定義する[8]。本節では日本モデルの中核となる水際対策、緊急事態宣言、クラスター対策、に注目する。

3.1 水際対策

外国からの航空機や船舶を介した感染症の国内への侵入や拡大を防止することを水際対策と称する。日本が行った主な水際対策を**表 2-1** に示した[9,10]。中国湖北省武漢市での肺炎を察知した厚生労働省や検疫所の初動は諸外国に比較しても早かったものの（2020 年 1 月 5 日）、水際対策では遅れをとる。中国湖北省からの入国拒否は 2 月 1 日（1 月 30 日決定）から、そして、中国全土からの入国

表 2-1　日本の主な水際対策と関連事象（文献 9、10 より作成）

2020 年	2/ 1	中国湖北省に滞在歴のある外国人の入国を拒否
	2/13	検疫所における停留・隔離、無症状感染者の入院措置を決定
	3/ 5	4 月に予定されていた習近平国家主席来日延期を発表
	3/ 9	中国、韓国からの入国制限を強化
	3/21	欧州全域からの入国制限を強化
	4/16	緊急事態宣言を全国に拡大
	5/25	緊急事態宣言を全国で解除
	6/18	入国制限の緩和方針決定
	9/ 8	マレーシア、カンボジア、ラオス、ミャンマー、台湾の 5 つの国と地域について入国制限措置を緩和
	10/ 1	全世界対象に入国制限緩和
	12/24	英国からの新規入国を拒否
	12/28	全世界からの外国人の新規入国を停止
2021 年	1/14	すべての入国者に対し水際対策を強化

制限は 3 月 9 日からである。水際対策が遅れたのはなぜか？　ここでは、いくつかの要因に分けて整理する。

　水際対策が遅れた理由の政治的要因として、まず、習近平国賓来日等の中国との外交問題と東京オリンピック・パラリンピック開催[11]との関係が挙がる。2020 年 4 月に習近平国賓の来日が予定されていた。中国の新規感染者数は 2 月中旬をピークに急激な減少へと転じたものの、習近平国賓来日の延期を表明したのは 3 月 5 日、中国からの入国制限を強化したのは 3 月 9 日であった。この間、中国の一部地域を除き、感染の有無を確認できない中国国民が多く入国していたことになる。また、7〜9 月に開催予定の東京オリンピック・パラリンピックが中止や延期となれば、経済損失は約 2〜4 兆円と試算されており、開催に向けて、外国人の入国制限が不利に働く可能性があった。他の政治的要因としては、3 月中旬頃より欧州からの帰国者の感染例が増加した際、安倍首相と厚生労働省が早い段階での入国制限に消極的であったことだ[8]。特に、安倍首相は教育機関の一斉休校に対する批判を浴び、積極的な措置にはためらいがあったと考えられる。

　文化的要因としては、過去の隔離政策による負の教訓が考えられる。例えば、ハンセン病患者の強制隔離の政策である。1931 年に成立した「らい予防法」は 1996 年に廃止された。廃止以降も、感染症の隔離政策に対して心理社会的反発が発生する可能性が示唆され、それ故、水際対策における隔離を躊躇したのであろう。

　政策的要因としては、キャパシティとリソースの不足がある。日本は SARS や中東呼吸器症候群（MERS）などの新興感染症対策の経験が乏しく、他の国に比べて準備が整っていなかった。そのため、水際対策を実施するノウハウがなく、また、体制構築のために必要となる検疫所等のキャパシティとマンパワー、対策プロセスの整備など、現場レベルでのリソースが不足していたことも、水際対策を積極的に進めることができなかった要因であろう。

　では、水際対策の結果はどうだったであろうか。感染者数を見ると初期の感染は制御され、第 2 波のウイルスは欧州系統であったことから、中国からの流入を対象とした初期の水際対策は成功している。しかし、水際対策の遅れは、クラスター対策、疑似症のスクリーニング、人々が自主的に自粛を始めたことなどによってカバーされたとも言える。欧州では初期から市中感染となっており、それが感染者の増加につながったとされているが、日本において水際対策が不十分な時期に来日者からの市中感染が発生していたならば、事態は大きく違っていたかもし

れない。また、その後の欧州株や変異ウイルスの蔓延からは、日本の水際対策は不十分であったことが示唆される。

3.2　緊急事態宣言

　日本は他国のように私権の制限を伴う厳格なロックダウンは行わず、緊急事態宣言の発出にとどまった。緊急事態宣言とロックダウンには、感染制御のために生活必需品以外の商業施設や飲食店、医療機関以外の施設の営業規制や、催し物の開催制限、学校の閉鎖などの類似点がある。一方、ロックダウンには道路の封鎖や鉄道、バスの運行中止など強硬な移動制限も含まれる。中でも大きな違いは、法的強制力の有無である。緊急事態宣言はあくまで要請であり法的強制力は持たないが、ロックダウンは対象エリア内の制限に法的強制力を持ち、違反者に罰則を科すこともできる。

　ロックダウンについては、経済への影響や感染制御への効果などの視点から実施の是非が問われていたが、結局、日本は実施しなかった。その理由の1つとして法律上の問題がある。緊急事態宣言は、2020年3月に改正法が成立した「新型インフルエンザ等対策特別措置法」（特措法）によって規定されている。一方、ロックダウンは、それぞれの国の国家緊急権に基づいて行われることが多い。国家緊急権とは、戦争や大災害の際に憲法秩序を一時停止し、国民を守るために緊急措置をとる権限である。今回のCOVID-19の感染制御に当たっても、外出禁止違反者への罰則等、私権を制限する法整備を行うことはできた。しかし、日本は戦後、有事の際には、その都度法律を新設、改正し対応してきた経緯があり、日本国憲法には国家緊急権の規定がない。これが諸外国のような強制力を伴うロックダウンを日本が実施できなかった背景の1つである。

　緊急事態宣言発出の時期が遅れたことも指摘されている。2020年4月1日の発出が噂されたが、実際の発出は7日であった。その時期は様々な要因を鑑みて決定されたが、小池百合子東京都知事の発言にも影響を受けたとされている。小池都知事は3月23日の記者会見にて、「ロックダウンを避ける」という発言をした。当初より、日本ではロックダウンは行わないことを明示していたが、この発言後、食料品の買い占めやソーシャル・ネットワーキング・サービス（SNS）等でデマが拡散されるなど、国民の精神的動揺が多く見受けられた。こうした状況下での緊急事態宣言の発出は、動揺を助長させることにもなりかねない。そのため政府は、ロックダウンは行わない旨の説明を繰り返し、社会不安を縮小させ

た後、緊急事態宣言を発出した。中央政府と地方自治体との政治的あるいはパフォーマンス的な対立は、緊急事態宣言以外の施策でも繰り返し認められ、都度、施策決定に影響している。

　緊急事態宣言の全面解除をした5月25日時点で、日本は感染者、死亡者とも他国と比べ低い水準まで下げることができた。また、4〜6月の日本の国内総生産（GDP）は前期比－7.9%に落ち込んだが、落ち込み幅はG7の中では最も低い水準に抑え、経済へのダメージも少なくすることができた[12]。これらより、緊急事態宣言は結果だけで判断すると成功したと考えられる。しかし、実効再生産数で見ると、緊急事態宣言の前から感染の低下は始まっている。前節で述べたダイヤモンド・プリンセス号の事件、著名人の死亡、一斉休校、都知事のロックダウン発言、専門家の警告などにより、緊急事態宣言の前から国民の自粛が始まっていたことになる。さらに、その後の自粛慣れや感染者数の増加を見れば、国民の自主協力に依拠した危機管理対策には限界があると言わざるを得ない。

3.3　クラスター対策

　日本の感染拡大防止策は、保健所が中心で行うクラスター対策に軸足が置かれてきた。保健所が従来から行ってきた「積極的疫学調査」により、検査で陽性となった感染者の行動履歴を調べ、濃厚接触者らを追跡する方法である。クラスター対策は日本独自の方法で、厚生労働省に設置されクラスター対策班の支援もあり、感染拡大防止に一定の効果を上げたとされている。

　しかし、クラスター対策だけでは感染の制御には限界があるとも言われている。その第一の理由は、無症状の感染者の存在である。米国疾病管理予防センター（CDC）によれば、全感染のうち59%が無症状の感染者からの感染である（35%は症状発現前の人から、24%は症状が発現しないままの人から）[13]。クラスター対策では、発症前や無症状の人からの感染を防ぐのは難しい。第二の理由は、保健所のキャパシティの限界である。感染者が激増した2020年後半より厚生労働省がクラスター調査を高齢者施設などに優先する方針を決めたことや、東京都や神奈川県が積極的疫学調査の簡略化を行ったこと[14]からも、保健所のキャパシティが限界を迎えたことは確実である。

　クラスター対策に軸足が置かれ、PCR検査を抑制したことについては、2020年の初期はCOVID-19の性質が不明確であり、また医療機関も新たな感染症に対して対策が十分でなかったことを考慮すると、やむを得ないところもある。し

かし、感染症における対策の中核は感染者の発見と隔離、そして感染経路の遮断である。新型コロナウイルスの特徴は、発症前から感染性があり、発症間もない時期における感染力が強いということ、さらに無症状者が一定の割合で存在し、無症状者からの感染も生じ得るということである。したがって、感染がわかった人から対応を開始するクラスター対策だけでは限界があり、症状の現れていない状態で感染者を発見しなければ感染抑制は難しい。そして、日本も他の国と同様に、無症状感染者を早期発見するためにPCR検査を拡大する方向に向かった。

なお、関係者のヒアリングの結果をまとめた『新型コロナ対応民間臨時調査会報告書』では、首相官邸から厚生労働省へ指示があったにもかかわらず、PCR検査が拡大しなかったことや、国立感染症研究所、保健所、地方衛生研究所あるいは外郭団体の「行政検査」に関わる検査権や既得権の影響が指摘されている[8]。

3.4 日本モデルの評価

日本モデルという言葉を発信した当初は、日本は世界的に感染症対策に成功した国として考えられていた。しかし、その後の評価は高くない。エコノミスト誌は、2020年11月に「COVID-19対策における科学性の評価」を発表した[15]。これは、2020年5〜6月に世界24ヵ国約2万5,000人の研究者による自国の感染症対策への科学的評価をまとめたもので、日本は24ヵ国中17位、アジア5ヵ国中最低であった。また、2021年1月にオーストラリアのローウィー研究所が発表したコロナ対応力（COVID Performance Index：CPI）に関する数値評価では、日本は調査対象98ヵ国中45位であった[16]。

こうした客観的評価だけでなく、第3波の到来を阻止できなかった点からも、日本モデルの感染抑制効果については疑問視せざるを得ない。クラスター対策の見直し、PCR検査の拡大、罰則の導入、水際対策の強化などの対策の修正を余儀なくされた。

このように、日本モデルを含む施策は、多くの関係者を巻き込み、様々な要因もしくは背景によって影響を受け、決定される。そして、その結果は、予測通りのこともあれば、偶発的な事象の影響を受けながら想定外に成功も失敗もする。結果だけにとらわれず、その施策の経過も含め、多面的に分析することが重要である。

4 ファクターXの検証

COVID-19 の感染者や死亡者の割合は地域や国で異なり、欧米では高く、日本を含む東アジアでは低い傾向にある。その要因、すななち、ファクターXとして挙げられるものから、ここでは、衛生行動と文化、BCG ワクチン、そして、遺伝的素因と降圧剤を取り上げる。

4.1 日本人の衛生行動と文化

日本において感染者が少ない原因の 1 つとして、「マスク着用や毎日の入浴などの高い衛生意識」[17] といった衛生行動が挙げられる。日本における学校保健は、1872（明治 5）年の学制発布とともに始まった。当時、第一の課題として挙げられたのは伝染病予防であった。外交が急速に発展したことで、痘瘡やコレラ等が日本国内に侵入し、集団生活を行う学校は危険な媒介場所の 1 つになった。これを契機に学校伝染病対策が加速し、「学校において予防すべき伝染病」として 17 種類の伝染病が定められた。また、出席停止や学級閉鎖、予防方法、消毒方法についての処置も示された。このように、日本では 100 年以上も前に衛生教育が普及していた[18]。

登校時や校庭から教室に戻る時、給食時などの手洗い・うがいなど、学校生活の様々な場面で感染症予防行動が行われている。学校における感染予防対策は、学校生活上の規範としての種々の学び、教員からの声かけやポスター掲示、バックグラウンドミュージックによる意識付けなど、単に知識の提供だけではなく、児童・生徒が知らず知らずのうちに保健行動がとれるような工夫がされている。

この他にも、他者への同調意識が強い国民性や、インフルエンザ等の感染症や花粉症によるマスク着用の習慣、ハグやキス等の接触を伴わない挨拶様式など、日本人特有の文化的行動も影響していると考えられる。

4.2 BCG ワクチン

ファクターXの 1 つとして、BCG ワクチンの予防接種が注目されている。BCG ワクチンの接種率が高い日本を含むアジア地域などでは、COVID-19 感染率や死亡率が低い傾向にある[19]。結核を予防する BCG ワクチンがファクターXである可能性は、主に 2 つの理由がある。1 つ目は、BCG ワクチンが誘導する

細胞性免疫が結核以外の細菌やウイルス等の感染にも非特異的に機能するということである（交差免疫）。2つ目は、BCGワクチンの予防接種によって免疫機能全体が活性化されることである（訓練免疫）[20]。また、コロナウイルス（新型ではない）等のウイルス感染（いわゆる風邪）の罹患によって、COVID-19の感染や重症化の予防になるという考えも、交差免疫あるいは訓練免疫の理論による。国や地域ごとのデータによれば、BCGワクチンの接種率とCOVID-19の感染や死亡の指標は負の相関があり、BCGワクチンの接種がファクターXの1つである可能性は高い[21・22]。

4.3　遺伝的素因と降圧剤

遺伝的素因として着目されたのが、アンジオテンシン変換酵素（ACE）である。ACEにはACE1とACE2があり、新型コロナウイルスは、細胞の表面に存在するACE2受容体と呼ばれる受容体タンパク質を介して体内に侵入する。一方、血圧の調整などに関連するタンパク質であるACE1の遺伝子の型は、アジアと欧州で違いが見られる。この違いが、COVID-19の感染や死亡の差に関与していることが示唆される。また、喫煙や運動などの生活習慣もACEの遺伝子発現に影響する可能性があるとされている[23・24]。COVID-19の主要な病態の1つが血栓であることを考えると、この仮説は注目に値する。

ACEに関連して降圧剤（高血圧の薬）も注目された。2020年の初期、ACE阻害薬やアンジオテンシンⅡ受容体拮抗薬（ARB）の内服が、感染後の重症化に影響するとの報道が散見された。しかし、後に米国心臓協会等は「ACE阻害薬やARBの服用は、COVID-19罹患後の重症化要因にはならない」とする共同声明を発表した。実際に、患者151例を対象に後ろ向きの分析を行った本邦の研究においても、ACE阻害薬、ARBの服用は重症化のリスクとはならないことが報告されている[25]。

5　結論

流行初期の状況では、日本モデルと呼ばれる独自の施策をとった日本において感染者数が減少したことは確かである。しかし、施策のいくつかは必ずしもエビデンスに基づいたものではなく、様々な要因や背景の中で意思決定がなされた。

そして、予測しなかった事象の影響を受けた結果として成功したとも言える。そうした施策の継続により第3波を抑制することができなかったことからも、日本モデルが日本（や世界）の感染を抑制し続けるものとなり得ないことは明らかであろう。

施策を振り返ると、その背景には政治的、文化的、そして政策的な様々な要因があり、与えられた条件の中で決定され、実行されてきたことがわかる。エビデンスが十分な場合でも、エビデンスが不十分な場合はなおさら、多くの要因に影響される。そして、その結果もまた予期せぬ出来事に左右される。「終わりよければすべてよし」ではなく、成功の中での失敗要因、失敗の中での成功要因をより詳細に検証することが求められる。

他方、ファクターXとして挙げられたいくつかの要因、特に、日本の衛生行動や文化的背景が、COVID-19の感染や死亡を低減させている可能性はある。しかし、これらが日本の相対的に低い感染率や死亡率を部分的に説明できたとしても、日本モデルと同様に感染爆発が抑えられるほど有効な手段とは限らないことは、2020年後半からの第3波を見れば明白である。

今も、COVID-19の感染や死亡を説明できる要因を明らかにする研究が各国で行われている。どのような疾病でも同様であるが、日本の感染状況へ影響したのは単一の要因ではなく、複数の要因が組み合わさった結果である。引き続き、ファクターXの検証や研究を実施し、エビデンスに基づいた感染症対策を展開する必要がある。

6 教訓

エビデンスに基づく政策の推進とその限界も視野に入れる

最も重要なことは、エビデンスに基づいた政策を推進することである。これまでに経験したことのない未知のウイルスであったとしても、世界や日本における過去の感染症対策や新たなエビデンスをもとに政策を立案し、定期的な評価および修正を行うことが必要である。また、これまでいくつかの施策で経験したように、政策はエビデンスだけでなく、政治的、文化的、政策的な要因を考慮して決定されることも理解しなければならない。

日本の強みを活かしつつ、効果的な施策を模索し、実行する

　海外の施策の流用ではなく、日本の強みを積極的に活かすべきである。日本人の高い衛生意識・習慣などを政策に反映させ、保健所や積極的疫学調査などのリソースやノウハウも活かし、日本独自の施策を実行することも効果的である。一方、過去の教訓、他国の経験、利用できるエビデンス等をもとに、より効果が期待できると思われる施策を模索し、実行していくことも必要である。

検証を繰り返し、次につなげる

　日本モデルで実施された様々な施策の背景と結果、ファクターX、COVID-19の感染や死亡等に影響を与える要因について、検証を繰り返し、それを次につなげることが必要である。前述の報告書[8]でも述べられているように、「同じ危機は、二度と同じようには起きない。同じ運は、二度と同じようにはやって来ない」。次章からは、各施策を詳しく検証し、そこから得られた教訓を示す。

参考文献

1）COVID-19 Dashboard by the Center for Systems Science and Engineering at Johns Hopkins University. 2021. https://gisanddata.maps.arcgis.com/apps/opsdashboard/index.html#/bda7594740fd40299423467b48e9ecf6

2）山中伸弥による新型コロナウイルス情報発信．ファクターXは続くか？（12月1日）．2020. https://www.covid19-yamanaka.com/cont11/main.html.

3）Yamagishi T, et al. Descriptive study of COVID-19 outbreak among passengers and crew on Diamond Princess cruise ship, Yokohama Port, Japan, 20 January to 9 February 2020. Euro Surveill 2020; 25: 2000272.

4）Viner RM, et al. School closure and management practices during coronavirus outbreaks including COVID-19: a rapid systematic review. Lancet Child Adolesc Health 2020; 4:397-404.

5）Agoop 新型コロナウイルス特設サイト．https://www.agoop.co.jp/coronavirus/

6）鳥海不二夫、他．ソーシャルメディアを用いた新型コロナ禍における感情変化の分析．人工知能学会論文誌 2020; 35: F-K45_1-7.

7）Anzai A, Nishiura H. "Go To Travel" campaign and travel-associated coronavirus disease 2019 cases: a descriptive analysis, July–August 2020. Journal of Clinical Medicine 2021; 10: 398.

8）一般財団法人アジア・パシフィック・イニシアティブ．新型コロナ対応民間臨時調査会 調査・検証報告書．東京：ディスカヴァー・トゥエンティワン．2020.

9）NHK．特設サイト 新型コロナウイルス 入国制限や緩和をめぐる状況．2020. https://www3.nhk.or.jp/news/special/coronavirus/immigration/

10）竹中治堅．コロナ危機の政治 安倍政権vs知事．東京：中公新書．2020.

11）西浦博、川端裕人．理論疫学者・西浦博の挑戦 新型コロナからいのちを守れ！．東京：中央公論新社．2020.

12）小澤智彦、他．コロナ禍の財政措置、わが国の成果は良好—今後は、イノベーション促進とダメージ抑制を—．経済百葉箱 2020; 155. https://www.jcer.or.jp/research-report/2020112.html

13）Johansson MA, et al. SARS-CoV-2 transmission from people without COVID-19 symptoms. JAMA Netw Open 2021; 4:e2035057.

14）時事ドットコムニュース．「積極的疫学調査」を縮小　高齢者らの対応優先—東京都 2021. https://www.jiji.com/jc/article?k=2021012201286&g=soc

15）The Economist. Are governments following the science on covid-19? 2020. https://www.economist.com/graphic-detail/2020/11/11/are-governments-following-the-science-on-covid-19?fbclid=IwAR1qDSbUhi9BZw2nCbiT-t2te-TcB-mdoncJlGcngVO4RZdiqVl01D7SiEU

16）LOWY INSTITUTE Covid Performance Index. 2020. https://interactives.lowyinstitute.org/features/covid-performance/

17）Muto K, et al. Japanese citizens' behavioral changes and preparedness against COVID-19: An online survey during the early phase of the pandemic. PLoS One 2020; 15: e0234292.

18）国際協力イニシアティブ中核センター筑波大学教育開発国際協力研究センター CRICED）．我が国における学校保健の意義、制度、歴史の総括．2005．http://archive.criced.tsukuba.ac.jp/data/doc/pdf/2005/04/200504012029.pdf

19）慶長直人、土方美奈子．BCGと新型コロナウイルス感染症の問題．複十字 2020; 393. https://jata.or.jp/index.php.

20）Netea MG, et al. Defining trained immunity and its role in health and disease. Nat Rev Immunol 2020; 20: 375-388.

21）Berg MK, et al. Mandated Bacillus Calmette-Guérin（BCG）vaccination predicts flattened curves for the spread of COVID-19. Sci Adv 2020; 6: eabc1463.

22）Senoo Y, et al. Association between COVID-19 morbidity and mortality rates and BCG vaccination policies in OECD countries. J Infec Prev 2020; 22: 91-93.

23）Matsuzawa Y, et al. Renin-angiotensin system inhibitors and the severity of coronavirus disease 2019 in Kanagawa, Japan: a retrospective cohort study. Hypertens Res 2020; 43:1257-1266.

24）Smith JC, et al. Cigarette smoke exposure and inflammatory signaling increase the expression of the SARS-CoV-2 receptor ACE2 in the respiratory tract. Dev Cell 2020; 53: 514-29. e3.

25）Ishigami T, et al. Angiotensin I converting enzyme（ACE）gene polymorphism and essential hypertension in Japan. Ethnic difference of ACE genotype. Am J Hypertens 1995; 8: 95-97.

（リンク先は2021年4月1日アクセス可能）

クリティーク：専門家からのひとこと

クラスター対策の3つの役割

　「クラスター対策」とは、感染者が届け出られた際に保健所が中心となって行う積極的疫学調査と蔓延防止活動を言う。報道でもしばしば耳にするが、実はその3つの役割はよく理解されていない。

　1つ目は、感染者やクラスターの疫学調査から新型コロナの特徴を把握し、効果的な予防策を構築することである。今では世界中で知られることになった「3密」が感染のリスクであることを世界で初めて明らかにしたのも、この疫学調査である。

　2つ目が、感染者からさらに感染が広がらないようにすることである。通常、感染の多くは、発病2日前から発病後数日までで起こってしまう。そのため、感染者だけを隔離入院させても十分に感染拡大を防止することはできない。ポイントは、感染者の濃厚接触者からの感染拡大を防ぐことにある。濃厚接触者が感染しているかどうかは2週間を過ぎるまでわからないため、その間行動の自粛を図ることで、発病前からの感染予防が可能になる。

　3つ目は、感染者の感染源をさかのぼって、隠れたクラスターを特定することにある。感染者と感染源を同一とする、いわば感染の同世代の感染者を見つけることで、横の感染の広がりを抑えていくことになる。

　丁寧なクラスター対策は、保健所の大変な労力を必要とする。すべての感染者が診断報告されているわけではないため、クラスター対策のみで新型コロナの蔓延防止はできない。市民1人ひとりの、普段からの感染予防行動が不可欠となる。

大東文化大学スポーツ・健康科学部　教授

中島 一敏

第 3 章

保健所はなぜ逼迫したのか？
──保健所をめぐる諸問題

黒田 藍・柴田 亜季・中西 浩之・
渋谷 克彦・井上 まり子

COVID-19 という新たな感染症に対し、公衆衛生活動の中心である保健所は昼夜対応に追われた。先が見えない中、現場では日々刻々と変化する状況に翻弄されながら、電話相談や陽性者への対応、さらに医療体制やPCR 検査体制の整備など、人々の命と健康を守るために奮闘した。この間、保健所の中では実際に何が起きていたのか、当時を振り返る。

1 はじめに

　保健所は公衆衛生活動の中心的役割を担っており、COVID-19 の対応においてもその最前線に立っている。保健所職員は、様々な困難に直面しながらも「公衆（住民）の生を衛る」という使命感を持ちながら、日夜対応に当たっている。

　今回の COVID-19 の感染拡大は、人々を健康危機に直面させた。医療機関が治療を行うのに対して、保健所は、感染拡大を防ぐべく、住民の生命や健康を守り、健康危機管理の拠点としての責務を担う。COVID-19 の感染拡大は、未知のウイルスへの不安を募らせる住民への対応をはじめ、陽性者や濃厚接触者への対応など、多岐にわたる業務増大をもたらして保健所を逼迫させた。増大する業務とそれを担う保健所職員の不足を補うために様々な人材が投入されたが、保健所は多忙を極めた。

　感染拡大が長期化するとともに、保健所が従来抱えていた人材不足という課題が浮き彫りとなる中、公衆衛生活動を行うために必要な体制構築が十分でなかったという課題も見えてきている。本章では、保健所が抱える課題を整理しながら、保健所が逼迫した要因を探る。

2 保健所の歴史と概要

　日本で初めて保健所が設置された 1937 年頃は、蔓延する結核などの感染症や食中毒から国民を守ることが衛生行政の最大の課題であった。こうした課題に対応すべく、住民の健康と生活を守るための相談や保健指導を行う公的機関として保健所は設置された。当初は全国に 49 か所、その後 5 年間で 187 か所が整備され、公衆衛生の第一線機関として拡充強化されていった。

　保健所は医師や保健師などの専門職を中心として、日常生活における衛生面の改善に必要な知識の普及や具体的な方法を指導してきた。こうした保健所の働きの成果に加えて、生活環境の改善や医学の発達により結核による死亡が減ると、脳血管疾患や心疾患、悪性新生物といった生活習慣病が新たな健康課題として注目されるようになった。また、少子高齢化や要介護高齢者の増加、住民ニーズの多様化などにより、対応すべき健康課題が複雑化してきた。

こうした背景を受けて、保健所法（1937年制定）を改正する形で、1994年に地域保健法が制定され、多様で複雑化した健康課題に対応できるようにするために都道府県と市町村の役割が見直された。市町村は、保健センターを活動拠点としながら、住民に身近で頻度の高い保健サービスを行うことが定められ、3歳児健康診査や妊産婦の家庭訪問指導などの母子保健サービスが、保健所から市町村へ移譲された。現在では、市町村において、乳幼児期から高齢期まで生涯にわたる健康づくりや疾病予防を一貫して支援するための保健福祉サービスが提供されている。

　一方、都道府県等（都道府県、特別区と保健所政令市）では、保健所を公衆衛生業務の広域的・専門的・技術的拠点として位置付け、結核やエイズなどの感染症対策、医療的ケアの必要な小児や難病患者の在宅療養支援など、より一層の専門的役割が求められるようになった。市町村に保健センターの整備が進む一方で、所管区域の広域化に伴い保健所は統合・再編され、1989年に848か所あった保健所は、2020年には469か所まで半減した。保健所の減少とそれに伴う職員の減少は、感染症対策の最前線を担う保健所の機能が低下することになった要因の1つと言えるであろう。

3 COVID-19における保健所の対応

　COVID-19の発生に伴う保健所の具体的な対応は、**図3-1**（次頁）の通りである。広く寄せられる住民からの相談への対応にはじまり、感染拡大防止に向けた普及啓発、そして陽性者とその濃厚接触者らへの対応など、多様な職務を担った。

3.1　帰国者・接触者相談センターの役割

　保健所は、帰国者・接触者相談センター[4]としてCOVID-19の相談、対応の主たる窓口となった。同センターは、各保健所の感染症対策担当に設置され、感染疑いがある方の相談を受け、症状や経過から緊急性や重症度を判断し、必要な人には帰国者・接触者外来への受診調整を行った。

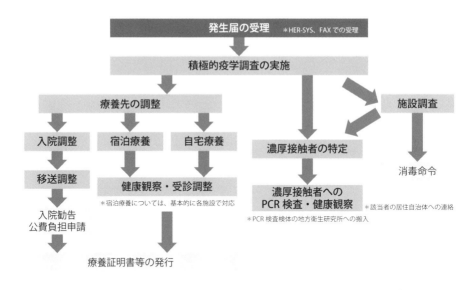

図 3-1　COVID-19 対応における保健所の役割（文献 1 ～ 3 より作成）

3.2　陽性者への対応

　保健所の感染症対策担当では、これまでも感染症発生時には、感染症法に基づき積極的疫学調査を実施してきた。COVID-19 も従来同様に**図 3-1** の通り対応を行った。

①発生届の受理と HER-SYS への入力

　医療機関で COVID-19 と診断された陽性者が発生すると、感染症法に基づき保健所へ発生届が提出される。保健所では、医療機関からの発生届の受理に関する事務処理や新型コロナウイルス感染者等情報把握・管理支援システム（HER-SYS）への入力（医療機関で実施できない場合）作業を行った。

②積極的疫学調査の実施

　発生届の受理後、陽性者の感染経路や感染源を推定する「後ろ向き調査」と、濃厚接触者を特定し追跡する足掛かりとする「前向き調査」で構成されるのが、「積極的疫学調査」である。調査では、いつ、どこで、誰と、どのような状況で接触

したのかなどの行動歴や症状、家族構成、生活の様子、仕事や学校に関すること
などを詳細に聴き取り、発症日から2週間前の生活を掘り起こしていく。そのた
め、時には他人には話したくない、秘密にしておきたいことまでも踏み込んで聴
取せざるを得ない場合もあった。また、陽性者の中には、母国語を日本語以外と
するケースもあり、言語的な対応にも苦慮した。感染経路や対策に関してのエビ
デンスが明らかになるにつれて、積極的疫学調査の方法は簡略化されてきたが、
調査には1人当たり30分から1時間程度を要した。

③療養先の調整・移送・移送調整

　陽性者の状態を確認しながら、療養先が決定される。入院が必要と判断した陽
性者に対しては、入院先の調整や移送手段の調整、医療費の公費負担の申請も含
めて多くは保健所で対応した。2020年4月上旬の第1波の頃は、民間救急等の
手配ができないケースも多く、感染対策を施した公用車で、保健所職員が移送す
るケースもあった。宿泊療養においても、都道府県の感染症対策本部等との調整
や陽性者への具体的な説明が必要となった。宿泊療養中には隔離された滞在先で
健康状態の悪化やメンタル不調を訴えるケースもあり、入院や自宅療養への変更
対応に当たることも役割であった。

④自宅療養者の健康観察

　自宅療養者に関しては、保健所が電話やアプリを活用した健康観察を行ってい
た。都道府県が設置するフォローアップセンター等での健康観察[5]も導入され
つつあるが、既往歴や基礎疾患のあるハイリスク者に対しては、保健所での健康
観察を行った。状態に応じて、受診が必要な場合は、受診のための医療機関の対
応も保健所で実施した。

⑤濃厚接触者への対応

　積極的疫学調査で特定された濃厚接触者には、PCR検査の実施とともに、感
染拡大を防ぐために、陽性者との最終接触から14日間の健康観察や外出の自粛
を依頼した。感染症の対応は、居住地の管轄保健所が行うこととなっているため、
濃厚接触者が他の保健所管轄地域に居住している場合は、管轄保健所への依頼電
話や依頼文書の作成など、多くの事務処理を必要とした。

⑥入国者の健康観察

　検疫法に基づく対応として、海外からの入国者に対する14日間の健康観察と
自宅待機も入国者の居住地の保健所が実施した。2020年5月末の1回目の緊急
事態宣言解除後、海外からの入国者も増加し、業務が多く発生した。

⑦医療体制の整備と事務業務

　保健所は、地域医療を守るために必要な医療体制の整備の調整窓口でもある。各市町村担当者や医師会等とも常に意思疎通を図りながら、対応に当たってきた。陽性者の増加や情勢の悪化につれて、これらの業務量も増加し、専門職だけでなく事務職も含めたマンパワーの不足、情報の混乱、医療機関の逼迫が大きな課題となっていた。

　さらに、国や地方衛生研究所や都道府県が主催するウェブ会議や研修、また保健所間のウェブでの情報共有も週複数回実施されており、業務の合間を見ながら対応に当たってきた。このように、保健所は、住民への対応のみならず、事務的な対応や政策への対応にも追われてきた現状がある。

4 保健所はなぜ逼迫したのか

4.1 絶対的なマンパワー不足による逼迫

　前述したように、保健所は多様な業務を抱えており、増加する陽性者とその濃厚接触者、さらに各種相談に対応するためには、専門職と事務職員など多くの人材を要する。その人数と配置が今回のような危機管理に即しておらず、マンパワー不足による逼迫を招いたと考えられる。

　保健所の感染症業務に際しては、感染リスクを見据えた上で、疫学的素養を活かしていくことが必要となる。特に積極的疫学調査では、クラスターや濃厚接触者を特定するために、対象者を取り巻く環境の全体像を把握することが求められた。そのため、普段から家庭訪問などで住民の生活の場に出向き、家庭や地域での生活の様子を把握している保健師が、生活背景を想像しながら正確な情報をうまく引き出す必要があった。こうした保健師の技術は経験を重ねることにより身に付くものであるが、多くの保健所では業務ごとに担当が分かれており、感染症業務から離れている者や経験のない者も多く、単に人員を投入するだけでは即戦力として十分機能したとは言い難い。

　さらに、医学的な観点からの判断は、保健所長をはじめとした公衆衛生医師に求められていた。保健所に勤務する公衆衛生医師の数は少なく、交代要員も不足していたことから、昼夜問わず多くの対応に追われた。

また、保健所が行う業務は医療専門職による直接的な対人支援の他に、事務職員が担う業務もあった。例えば、入院勧告や就業制限に伴う様々な書類関連業務や、患者情報などに関するデータや帳票類の管理、保健所職員の勤怠管理などである。さらに、感染症に対する十分な知識がない中での検査対応も行った。

　人員確保の観点から、保健所職員のみならず庁内の他の部署からの職員応援を依頼したケースも多くあった。応援職員の中には、専門的な知識を持たないがために、医療専門職の視点からは"安全"と見られる業務を"リスクがある"と捉えるなど、感染リスクへの不安を持つ職員もいた。また、医学的知識を必要とする業務の中で、専門用語がわからず対応に苦慮するという場面もあり、応援体制の構築に時間を要したことも長期間業務の逼迫が続く要因となった。

4.2　押し寄せる様々な情報による逼迫

　保健所には多くの情報が集積しており、職員はその対応に追われていた。特に、相談数の増加、情報発信、情報共有方法をめぐる観点から、保健所逼迫の原因を探る。

①相談対応から見えた多くの情報による混乱と対応

　COVID-19 に関わる保健所の大きな役割として、帰国者・接触者相談センターにおける相談業務があった。同センターには、住民に限らず、医療機関や福祉施設、さらに企業等あらゆるところからの電話相談が押し寄せた。

　図 3-2、図 3-3（次頁）に示す通り、陽性者の増加とともに電話での相談数も増える中、保健所の電話はパンク状態となった。それにより、「電話がつながらない」など、住民からの苦情も増え、職員にも精神的ストレスが多くのしかかった。住民への対応を強化するため、保健所だけでなく、各自治体でもコールセンター[7]を設置して対応に当たるとともに、保健所の体制強化として、コールセンター業務の外部委託[8]も進められた。

　2020 年 3 月以降には、「発熱がある、どうしたらいいか？」など COVID-19 の症状に関すること、「PCR 検査を受けたい」「なぜ、検査を受けられないのか」という検査関連の相談が多く寄せられた。また、視覚的に確認できないウイルスは、現在に至るまで住民に多くの不安をもたらしていた。3〜4 月当初は、「何度手を洗っても不安で仕方ない」「1 日 5 回以上検温をしていると 37 度以上になることがある」といった相談もあり、住民が不安を抱えながら生活をしている姿が窺えた。1 回目の緊急事態宣言下で在宅時間が増える中、住民がメディアなどか

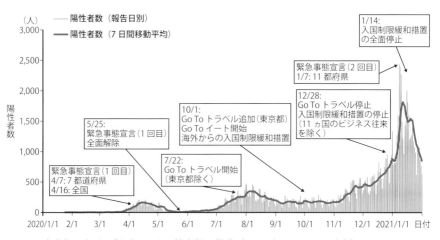

図 3-2　東京都における新型コロナ陽性者数の推移（2021 年 1 月 31 日時点）
　　　　（文献 6 より作成）

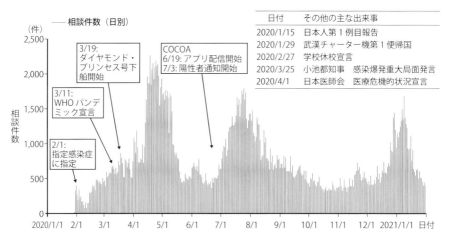

図 3-3　東京都新型コロナコールセンター相談件数の推移（2021 年 1 月 31 日時点）
　　　　（文献 6 より作成）

ら多くの情報を得ることで大きな影響を受けていた。4 月頃は、報道においても
PCR 検査の基準と受診の目安の基準を混同していること[9・10]や、それに関連し
て保健所が PCR 検査を断っているという情報が流れ[11]、保健所への苦情がしば
しばあった。COVID-19 の発生から今日に至るまで多くの情報が流れているが、

正しい情報と誤った情報を見極めることは困難な場合も多く、情報リテラシーやヘルスリテラシーの課題から住民やメディア、そして医療専門職も混乱していた背景があった。

　住民だけでなく、企業・事業所等からも相談が寄せられた。具体的には、「社員に陽性者が発生した。対応について教えてほしい」「陽性者発生時のマニュアルを作成したので、助言が欲しい」など、感染対策に関する相談や感染者発生時の対応に関する相談が寄せられ、産業保健の基本的な知識が十分でない中で個別に対応した事例も多かった。

　さらに、自治体からの情報の発信内容に明確な基準がなかったことも、住民の不安につながる要因になった。陽性者数等に関しては、個人情報に配慮しつつどこまで公表するかは各自治体の判断に委ねられ、自治体間で情報公開にばらつきが生じた[12・13]。住民からは、「なぜ感染者がいる町名まで公表しないのか」「公表してもらえれば安心だと思える」といった問い合わせなども多く寄せられていた。

　これらの状況を踏まえ、自治体では、住民の不安を軽減するために、可能な限りの安心・安全を担保するための情報発信を継続的に実施してきた。手洗い、マスクの着用、換気などの感染予防策の周知は当然のことながら、外出自粛に伴う健康二次被害の予防のための情報発信、および企業・事業所に向けた情報発信を行っている。しかし、増加する陽性者対応などへの業務量が増える中で、公衆衛生活動として重要な予防への取り組みに関する情報の発信が、必ずしも十分とは言えない状況もあった。

②感染症業務での情報共有による混乱

　保健所内、自治体間、国などとの情報共有に関する業務が増加したことも保健所の業務逼迫につながった。感染拡大が始まった当初は、国や都道府県から発出される事務連絡も刻々と変化したため、保健所では情報をいかに正しく、適時に把握して共有し、対策につなげるかが課題となっていた。医療体制整備や検査体制に関すること、資材の提供や医療費申請に関する情報などが毎日、国や都道府県から大量にメールで届いた[14]。陽性者対応の増加に伴い、それらのメールに対応しきれない時期もあった。国や都道府県だけでなく自治体間でも、多くの情報がやり取りされる中で、保健所内で情報を集約し、情報を整理、活用するためのオペレーションが十分でなかったことも推測される。

　特に、保健所間では濃厚接触者の健康観察やPCR検査依頼、施設調査依頼等

が多数やり取りされ、電話やメールなど様々なルートから入る情報に混乱をしていた。都道府県によっては、保健所での作業が統一されたルールとして決定されるまでに時間を要することが多かったことも混乱の要因となった。さらに、保健所業務は、都道府県庁や医療機関等とのやり取りを紙ベースやFAXで行うことが多く[15)]、データ化までのタイムラグが生じ、適時に情報を得ることができなかった。

発生から1年以上が経った現在では、HER-SYSの導入[16)]など情報技術（IT）の活用も進んでいるが、すべての医療機関や施設での導入が難しいことから紙ベースでの運用も並行している。また、入力されたデータの誤入力のチェックや修正も必要なことから、業務負担の軽減やデータの活用につながっているとは言い難い。さらに、ハード面だけでなく、データベース化された資料を感染症対策等にどう活用するのか、職員の能力も課題の1つである。

4.3　医療機関・福祉施設等との対応における逼迫

今回のCOVID-19の流行下においては、医療機関や福祉施設と保健所との連携の課題が浮き彫りとなった。その1つとして、感染症業務に関して、医療機関および保健所ともに双方の様子が見えない状況にあったことが挙げられる。十分なエビデンスがない中、受診体制の構築が不十分であった時期においては、医療機関へ受診の相談をしても、「保健所に連絡するように言われた」「受診できる医療機関を教えてほしい」といった相談も多く寄せられた。PCR検査の実施など、医師の判断を要する内容についても医療機関から保健所に判断を仰ぐ状況もあり、その中で住民がたらい回しになっていたこともあった[17・18)]。

感染症における保健所と感染症指定医療機関の連携は、結核をはじめ平時から行われているが、新たなウイルスとの対峙が求められる中で、上記のような混乱が起きていたことが推測される。その後、感染症対策に関するエビデンスが出てきたことや、保健所と医療機関とのやり取りを通じてお互いの役割が見えてきたことで、医療機関における医療提供体制や受診体制が整ってきた。

一方で、高齢化の進展に伴う疾病構造や医療需要の変化といった課題に対応すべく、地域医療構想の中で、地域における医療機関の役割分担、病床の機能分化・連携が都道府県ベースで進められてきた[19)]。医療計画では、これまで5疾病（がん、脳卒中、心筋梗塞等の心血管疾患、糖尿病、精神疾患）・5事業（救急医療、災害医療、へき地医療、周産期医療、小児医療）および在宅医療を中心に、地域

における医療機能の連携や確保を主眼とした議論がなされてきた中で、感染症のパンデミック時の医療提供体制に関する議論が十分なされてきたとは言い難い。また、医療計画における地域医療構想の策定や地域包括ケアシステムの中での保健所の位置付けが必ずしも明確ではなかったことが、医療機関との連携や調整に影響を及ぼした可能性も考えられる。

　福祉施設においては、高齢者施設等でのクラスターが大きな課題となっていた。平時から福祉施設等と連携をしているのは、自治体の高齢者部門であり、平時の活動の中では、保健所との関わりはほとんどないのが実態であった。その中で、クラスター対応に際して、施設とのやり取りだけでなく、自治体の担当部局、嘱託医等とのやり取り、さらにはケアマネージャーやかかりつけ医等との調整も必要となった。平時からの連携が希薄な中でのやり取りは時間を要し、業務が逼迫する要因となった。

4.4　保健所の体制強化が進まなかったことによる逼迫

　国は、2020年3月に「保健所の業務継続のための体制整備について（3月13日：事務連絡）」[20] を出し、翌月には保健所の体制強化のためのチェックリスト[21] も含め業務の分散の必要性を示した。新興感染症の流行に対する体制の整備・強化に関しては、2010年の新型インフルエンザの流行後の体制強化の中でも訓練等で取り組まれてきていた[22]。その教訓がどの程度平時からの備えにつながり、活かされてきたのだろうか。

　保健所の体制強化は各保健所に任されてきた経緯があり、それ故に体制強化の在り方は保健所によって異なった。体制強化においては、保健師や事務職員の全庁応援、専門職の外部からの受援など人的配置だけでなく、保健所の縦割りを撤廃し、業務別に班編成をして対応に当たるなど様々な取り組みが行われた。第1波、第2波、第3波と繰り返される中で、それぞれの流行期は陽性者数も異なり、その時点での検査体制や医療供給体制も異なっていた。繰り返し、陽性者対応に追われ続けた保健所もある一方で、各流行の間歇期に組織の立て直しや人員増など備えができ、対応が進められた保健所もあった[23・24]。

　さらに、保健所の体制強化においては、保健所内だけではなく関係所間の調整も求められる。健康危機管理においては、現状を客観的に評価し、強いリーダーシップを持ちながら組織を動かす力が求められる。さらに、人的資源を強化するためには、ハード面の課題もある。保健所内の業務スペースなどの物理的環境が

限られた中で、人員を増やすことが困難な現状もあり、体制強化につながらない実情もある。体制強化が一律に進まなかったことも、保健所が逼迫した要因となったと言える。

5 保健所の逼迫から見えた課題

COVID-19 の流行下においては、目の前の課題解決に対する短期的な対策と、教訓を活かした長期的な対策が求められる。保健所が逼迫した要因から見える主な課題として、次の5点を挙げる。

5.1 感染症対策に関わる人材育成

今回の COVID-19 対応では、感染症対策に精通した保健師の不足、保健所勤務経験のない事務職員や医学的知識を持たない職員による応援体制の構築の課題があった。特に、感染症業務の経験を持つ保健師が不足する中で、保健所を有する都道府県や保健所設置自治体においては、人材育成の一環として感染症業務に関する On-the-Job Training（OJT）や定期的な人事異動等を行い、平時から感染症業務の経験を積める体制づくりを推進するとともに、この機会に感染症業務への応援を通じた経験を積むことが求められる。さらに、保健所を有さず、感染症業務にほとんど従事しない市町村においても、都道府県と市町村の人事交流や研修などを通じて感染症業務に触れることで、今回のような健康危機が生じた際に、保健所との連携体制の構築や、迅速な対応につながることが期待できる。

さらに、健康危機の状況下において、迅速な現状把握と体制構築のためにはリーダーシップやマネジメント能力は必要不可欠であり、公衆衛生分野の知識とこうした能力を合わせ持ち、戦略的に活動できる人材の育成が望まれる。公衆衛生活動の拠点である保健所には、管轄地域内での保健業務に加えて、現場で得られた情報の収集、整理、分析を通じて、現状の課題解決や対策策定につながるような活動も行っていくことが求められる。こうした一連の能力を習得するには、疫学や統計解析手法をはじめとした公衆衛生学関連の基礎知識の習得が欠かせない。しかしながら、保健所にとって、現場での実務に当たりつつ自前でそのような教育研修システムを構築していくのは容易ではない。そこで、行政機関や教育・研究機関との連携は解決案の1つとなり得る。例えば、地方衛生研究所は、都道府

県や指定都市における衛生行政の科学的および技術的中核の役割を担う機関であり、主に調査研究、試験検査、研修指導、公衆衛生情報の収集・分析・提供を行っている。地方衛生研究所との交流を通じて、地域ごとの状況に応じた研修機会の提供が期待される。また、教育機関、特に公衆衛生大学院や大学の衛生学・公衆衛生学教室、国立保健医療科学院といった公衆衛生学の専門機関との連携が考えられる。

　人材の確保という視点から、公衆衛生関連の学会が提供している人材バンクの活用や各学会の人材バンクを統合し、感染拡大地域に派遣可能な保健師等の専門人材を派遣できる体制である新型コロナウイルス感染症等に係る対応人材（IHEAT）あるいは従来からある災害時健康危機管理支援チーム（DHEAT）の活用が有用であろう。いずれの機関との連携を検討する上でも、応援・受援体制を円滑化するために、平時から意思疎通を図り、お互いの顔が見えるような関係を構築しておくことが重要である。

5.2　感染症対策における平時からの訓練と地域医療体制の構築

　感染症対策における平時からの訓練の必要性については、新型インフルエンザ等対策特別措置法[25]においても、努力義務として明記されている。しかし、この教訓が今回の感染症対策において十分活かされたとは言い難い。災害への備えと同様、感染症業務に関しても平時からの備えが重要である。日常の業務と並行して感染症対策に関する経験を積むことが、COVID-19だけでなく、今後起こり得る新興感染症の対策につながると考える。

　さらに、地域医療の体制強化においては、厚生労働省に設置された「医療計画の見直し等に関する検討会」[26]でも議論されているように、従来の医療計画の中で新興・再興感染症も含めた事業展開が必要とされている。

　関係機関を巻き込みながら取り組むことで、保健所のボトムアップだけでなく、医療機関とお互いの役割や顔の見える関係作りができ、連携強化につながることが期待される。

5.3　情報発信とリスクコミュニケーション

　健康危機において、正しい情報を、必要な人々に、適時に、わかりやすく伝えるためのコミュニケーションのスキルが保健所職員や専門職に求められている。同時に、住民には、正しい情報を正しく理解し、行動につなげるためのリテラシー

が必要とされる。

　今回明らかとなった課題への対応として、業務が逼迫する中で、庁内で情報発信を誰が担当していくのか役割分担を明確にしていくことも必要である（例：防災部局からの情報発信、情報担当部局の設置など）。情報発信の在り方においては、リスクコミュニケーションも含めた対応が求められる。

　さらに、地域全体のボトムアップを図るためには、平時から感染症に関する基礎知識を住民に対して普及啓発していくことも重要である。とはいえ、保健所だけでは対応が難しい現状もあることから、国、都道府県、市町村と連携し、平時から地域での活動を行う保健師などとも協力を図りながら展開していくことが必要である。

5.4　情報整理やデータ分析の体制作り

　COVID-19 対策に当たっては、いかに効率的に情報を整理し、分析し、対策につなげていくかが重要である。HER-SYS など情報技術の導入も進む中で、必要な情報を共有し、適時にデータベース化および分析をすることで対策につなげる体制作りが必要である。体制の構築や効果的な感染症対策につなげるためには、保健所のレベルではなく、都道府県や国のレベルでの対応が求められる。

5.5　現場職員の健康面の支援

　感染の収束が見えない中で長期的な活動が求められる現状では、最前線で働く職員の心身の健康を守るための支援の強化が不可欠である。公衆衛生医師や保健師、COVID-19 の事務等に従事する職員に対して、長時間労働の解消や精神的ストレスに対する健康面への支援体制の構築が急務である[27]。例えば、電話相談やコールセンターなどでは、相談や苦情に対応する職員のメンタルヘルスが懸念される。時に専門的な知識も求められる相談内容に対しては医療専門職でも難しい部分もあり、事務職員はより強いストレスを感じることだろう。

6　結論

　本章では、地域の公衆衛生の第一線機関である保健所の歴史的変遷、平時における様々な対人・対物保健業務を俯瞰することに始まり、COVID-19 に代表さ

れる健康危機管理における中心的存在として保健所が担う多岐にわたる業務を紹介した。感染拡大に伴う業務負荷の増大や、保健所を取り巻く体制に潜在する脆弱性も相まって、結果的に保健所の逼迫へとつながった。その一方で、COVID-19という有事が、従来からの保健所の体制に内在する問題点を顕在化し、課題解決への糸口を与えてくれたと解することもできる。COVID-19の収束に向けて、また新たなるパンデミックへの備えとして、今回明らかとなった課題に向き合い、体制の改善・強化を目指していくことが重要である。

7 教訓

COVID-19への対応から考えられる保健所に必要なこととして、以下の4点を挙げる。

平時からの備え

健康危機管理においては、平時からの備えが重要であり、訓練等を通してその備えを強化する必要がある。さらに、平時からの通常業務の中での人的・組織的つながりが、感染症対策をはじめとした健康危機管理対応を円滑にする。

リーダーシップとマネジメントの能力

健康危機管理において、刻々と変化する現状を適時に把握し、評価を行い対策につなげる体制が求められる。そのためには、公衆衛生に関する知識だけでなく、リーダーシップを持って組織のマネジメントを担うことのできる人材が必要である。

専門機関と連携した人材育成

人材育成には時間を要することや、混乱する現場においては現任教育での限界もあることから、有事の際だけでなく平時から公衆衛生の専門機関と連携し、保健所職員らとともにそれぞれの利点を活かせる体制の構築が望まれる。

保健所職員への身体的・精神的側面への支援

長期に及ぶ活動が必要とされる中で、現場で活動する職員の身体的・精神的側面への支援が必要不可欠であり、これらへの対応法を早急に構築する必要性がある。

参考文献

1) 国立感染症研究所感染症疫学センター. 新型コロナウイルス感染症患者に対する積極的疫学調査実施要領（2021年1月8日改訂版）. https://www.niid.go.jp/niid/ja/diseases/ka/corona-virus/2019-ncov/2484-idsc/9357-2019-ncov-2.html

2) 厚生労働省. 感染症の予防及び感染症の患者に対する医療に関する法律. https://www.mhlw.go.jp/web/t_doc?dataId=79998826&dataType=0&pageNo=1

3) 厚生労働省. 自治体・医療機関向けの情報一覧（新型コロナウイルス感染症）. https://www.mhlw.go.jp/stf/seisakunitsuite/newpage_00024.html

4) 厚生労働省. 新型コロナウイルス感染症に対応した医療体制について. https://www.mhlw.go.jp/content/10900000/000591991.pdf

5) 東京都. 新型コロナウイルス感染症の自宅療養者を対象とした支援について. https://www.metro.tokyo.lg.jp/tosei/hodohappyo/press/2021/01/21/24.html

6) 東京都. 新型コロナウイルス感染症対策サイト. https://stopcovid19.metro.tokyo.lg.jp/

7) 八王子市. 新型コロナウイルス感染症に関する総合コールセンターを設置しています. https://www.city.hachioji.tokyo.jp/kurashi/hoken/007/013/p026134.html

8) 厚生労働省. 保健所の体制強化のためのチェックリストについて. https://www.mhlw.go.jp/content/000618971.pdf

9) NHK. 新型コロナウイルス 初期症状 受診の目安 緊急性の高い症状. https://www3.nhk.or.jp/news/special/coronavirus/consultation/

10) 厚生労働省. 新型コロナウイルス感染症についての相談・受診の目安について. https://www.mhlw.go.jp/content/000610771.pdf

11) NHK. ウイルス検査依頼を保健所が拒否 7道県で30件報告 日本医師会. https://www3.nhk.or.jp/news/html/20200304/k10012313721000.html

12) 厚生労働省. 一類感染症が国内で発生した場合における情報の公表に係る基本方針. https://www.mhlw.go.jp/content/000601059.pdf

13) 河北新報. 感染者居住地 東北各県で公表基準に差. https://this.kiji.is/626172976164832353?c=220450040231249399

14) 厚生労働省. 自治体・医療機関向けの情報一覧. https://www.mhlw.go.jp/stf/seisakunitsuite/bunya/0000121431_00088.html

15) 朝日新聞. 都の感染者なぜ報告漏れ？ 集計はファクス、連携できず. https://www.asahi.com/articles/ASN5F7F8WN5FUTIL01M.html

16) 厚生労働省. 新型コロナウイルス感染者等情報把握・管理支援システム（HER-SYS）. https://www.mhlw.go.jp/stf/seisakunitsuite/bunya/0000121431_00129.html

17) 日経メディカル. 保健所、診療所のたらい回し後に新型コロナの陽性が判明. https://works.medical.nikkeibp.co.jp/articles/47243/

18) PRESIDENT Online. なぜコロナ対応の窓口は病院ではなく「保健所」なのか. https://president.jp/articles/-/35247

19) 東京都. 東京都地域医療構想. https://www.fukushihoken.metro.tokyo.lg.jp/iryo/iryo_hoken/kanren/kyogikai/chiikiiryoukousou.html

20) 厚生労働省. 保健所の業務継続のための体制整備について. https://www.mhlw.go.jp/content/

000608402.pdf

21）厚生労働省．保健所の体制強化のためのチェックリストについて．https://www.mhlw.go.jp/content/000618971.pdf

22）安江智雄，他．岐阜県におけるワークショップ形式の新型インフルエンザ等発生時対策の机上訓練．保健医療科学 2017; 66: 658-668.

23）日本経済新聞．「保健所業務の負担軽減を」墨田区保健所　西塚所長．https://www.nikkei.com/article/DGXMZO65141980X11C20A0CC1000/

24）日本公衆衛生看護学会編集委員会．編集委員会企画 新型コロナウイルス感染症（COVID-19）に立ち向かう保健所保健師の活動報告．日公衛看会誌 2020; 9: 185-202.

25）e-GOV．新型インフルエンザ等対策特別措置法．https://elaws.e-gov.go.jp/document?lawid=424AC0000000031

26）厚生労働省．新型コロナウイルス感染症対応を踏まえた 今後の医療提供体制の構築に向けた考え方．https://www.mhlw.go.jp/content/10801000/000705708.pdf

27）毎日新聞．保健所の職員定員増求め署名提出　大阪府職労が6万人分 「疲弊は限界」．https://mainichi.jp/articles/20210115/k00/00m/040/241000c

（リンク先は2021年5月2日アクセス可能）

クリティーク①：専門家からのひとこと

　健康危機は突然訪れる。よって、危機発生時の業務継続計画（BCP：Business Continuing Plan）を作成し、平時から危機発生時に即応できる潜在的能力を確立しておく必要があるが、今般の保健所業務逼迫はその不十分さが原因であった。ポイントとしては、①人員、②研修、③技術、③組織、④装備・機器、である。

　ます、①人員（マンパワー）については、危機発生時には組織内で応援体制を構築し、人員の増強を図る必要がある。そのためには感染症対策以外の部課の職員、特に専門職を発生直後から業務に即応できるよう、あらかじめ②研修やジョブローテーションにより③技術を養成し、surge capacity として確保しておく必要があった。

　次に、危機発生時には増加する人員を統制し、緊急事態に即応できる機能別の効率的な組織体制 Incident Command System を構築する必要がある。北区保健所では、法定事務、医療調整、疫学調査、相談、予算調整等の部門を、発生２か月後にようやく設置した。

　最後に、医療行為や情報管理の基盤となる④機器（ハードウェア・ソフトウェア）の整備が必要であるが、セキュリティ保護の関係で情報管理のための機器整備は調整に時間を要した。

　今後も、健康危機発生時に保健所が業務を逼迫させず効果的な対策を実行するために、実効性ある BCP を策定する必要がある。

東京都北区保健所 所長

前田 秀雄

参考文献

FEMA. National incident management system. https://www.fema.gov/emergency-managers/nims
（リンク先は2021年7月20日アクセス可）

クリティーク②：専門家からのひとこと

　COVID-19 における保健所の対応や、保健所が逼迫した要因について、広範かつ的確な検討が行われている。なお、細かい状況は地域によって異なる場合がある点に留意する必要がある。例えば、「第 1 波の頃は、…感染対策を施した公用車で、保健所職員が移送するケースもあった。」と記載されているが、民間の資源がない地域では今でもそのような対応が行われている場合がある。

　歴史的に見ると、本稿に記載されているように、1994 年の地域保健法の制定以降、保健所数と職員が減少した。職員は職種により減少幅が異なる。1989 年と比較した 2018 年の保健所職員数(保健所設置市を含む)の比率は、保健師については保たれているものの、医師 60%、事務職等 56%、検査技師 44%など大きく減少している[1]。

　今後に向けての教訓については、厚生労働科学研究班による「今後の地域保健に関する提言事項」[2] にまとめられているように、いくつか追加したいことがある。全国的に見ると、情報システムの強化（ハード、ソフト）の必要性は高い。健康危機管理という視点では、COVID-19 の教訓は自然災害対応と重なるところがあり、オールハザードに対応できる体制、健康危機時の支援と受援、事後レビューなど、重要であると考えられる。

　COVID-19 の経験を活かして、より強固な地域保健体制を再構築する必要があろう。

浜松医科大学健康社会医学講座 教授

尾島 俊之

参考文献

1) 尾島俊之. 地域保健体制における人員面の実態と課題. 都市問題 2021; 112: 54-60.

2) 尾島俊之. 厚生労働科学研究費補助金　健康安全・危機管理対策総合研究事業　地域保健における保健所に求められる役割の明確化に向けた研究　令和2年度総括・分担研究報告書. 2021. （全国保健所長会. http://www.phcd.jp/02/kenkyu/）（リンク先は2021年7月22日アクセス可）

帝京大学による保健所活動の1年

　東京都北区と帝京大学が2020年3月27日に締結した「新型コロナウイルス感染症発生時における北区保健所の業務継続支援に関する協定」に基づき、帝京大学大学院公衆衛生学研究科は、大学院生と修了生、教員から成る9人のチームで活動を開始することになった。メンバーの一体感を持たせるよう、チームを「Teikyo University and Kita City Collaboration Team against COVID-19（TKC-19）」と名付けた。

　2020年4月から北区保健所予防保健課の新型コロナウイルス感染症支援員となり、日々3～4人がシフトを組みながらデータ入力と分析に携わってきた。最初に依頼されたのは、保健所への電話相談記録の入力と分析であった。日々どのようなことで住民が困っているのか、想いを聴くように一つひとつの記録に目を通し、絶え間ない電話対応を傍で聞きながら作業をした。

　"その場"にいることは大事なことだ。職員の皆様との会話の中で、日々の疑問をデータで可視化し、資料作成支援を行った。徐々に扱う情報も増え、発生届、積極的疫学調査、濃厚接触者の追跡、職場（施設）調査などを用い、陽性者の経過を追うデータベースを構築して分析に活かしてきた。

　TKC-19のメンバーは徐々に増え、いわゆる第2波の2020年7月以降はデータ分析以外にも活動を広げた。チーム内の5人の保健師は積極的疫学調査に携わり、医師4人は他の感染症対策も支援した。また、外国人対応では、全国の関係者と協力し、多言語チラシ作りと情報提供に協力した。2021年3月現在、TKC-19のメンバーは19人に上っている。

　この1年間、保健所の地道な仕事を目の当たりにしてきた。多忙な保健所の熱量を感じ、所内の人々の仕事から学ぶ毎日であった。世間で実情を知ることなく向けられる批判と現実との乖離に、至極残念な気持ちにもなった。自らを休めることなく、住民のことを第一に考えて走ってきた職員が、全国各地の保健所や行政組織で懸命に働いていることを記憶にとどめてほしい。

　保健所の皆様との作業は、実践的な学びに満ちた日々であった。今なお受け入れて下さる前田秀雄所長と稲垣智一参事をはじめ、職員の皆様に深謝申し上げる。平時から地域の連携を大切に、公衆衛生専門職大学院にできることを活かし、実践的な教育や研究を行うことで貢献しようと、思いを強くしている。

（井上 まり子）

第4章

検査拡大で防げたか？
——PCR 検査の是非

響谷 学・三原 智子・大脇 和浩

「希望しても PCR 検査を受けられない」
「海外では大量に検査を実施できているのに」
「陰性証明がないと会社に行けない」など、
COVID-19 の流行当初から PCR 検査をめぐって様々な議論が飛び交った。なぜ日本の検査数は少なかったのか？　少ないことは問題だったのか？　そして、PCR 検査の意義とその正しい利用方法は？　本章では、PCR 検査をめぐる動向を振り返り、その在り方を考える。

1 はじめに

　新型コロナウイルスが流行する以前、"PCR"という言葉を聞いたことのある国民はどれくらいいただろうか。PCR、すなわち、ポリメラーゼ連鎖反応（Polymerase Chain Reaction）は、特定のデオキシリボ核酸（DNA）・リボ核酸（RNA）の塩基配列を増幅し、その有無を調べるものである。体内にウイルスの DNA・RNA があるかどうかを調べることで、感染の有無を判断できる。基礎研究では広く使われてきた一方で、病気（感染症）の診断では、それほど一般的なものではなかった。その歴史は比較的浅く 1980 年代に方法論が確立された[1]。医療における臨床検査として行われる場合に、特に「PCR 検査」と呼ばれる。COVID-19 でも、PCR 検査が診断のために利用される。新型コロナウイルスの場合、鼻咽頭ぬぐい液や唾液を採取し、新型コロナウイルス特有の塩基配列を探し出す。

　この PCR 検査をめぐっては様々な議論が起こり、国民は困惑することとなった。諸外国と比較して限られた検査数、偽陽性や偽陰性の問題、抗体検査や抗原検査との比較、保険適用や民間検査の普及など様々なことが話題に上った。本章では、国内の PCR 検査に関する動向を振り返り、諸外国の状況と比較をする。そして、PCR 検査に関連する諸要因を踏まえて、日本の PCR 検査をめぐる施策を振り返る。

2 PCR 検査の基本と限界

2.1 PCR 検査の精度

　一般に検査結果は常に正しいものと過信されがちだが、検査には"間違い"が伴う。検査の精度の問題である。PCR 検査は、生きた病原体を増幅する培養などとは異なり塩基配列を検出するだけであるため、感染症が治っていて、ウイルスの死骸（残骸）が体内に残っている場合も陽性となり得る。検査作業上のミスで感染者の検体が混入したり、塩基配列が極めて類似のウイルスに感染していたりする場合なども、誤って陽性となることがある（「偽陽性」と呼ぶ）。逆に、検

表 4-1　検査結果と疾患の有無との関係

		疾患		計
		あり	なし	
検査	陽性	a	b	a＋b
	陰性	c	d	c＋d
計		a＋c	b＋d	a＋b＋c＋d

表 4-2　感染率 1%の集団 1,000 万人に感度 70%、特異度 99%の検査を行った場合の例

		疾患		計
		あり	なし	
検査	陽性	70,000	99,000	169,000
	陰性	30,000	9,801,000	9,831,000
計		100,000	9,900,000	10,000,000

体の採取や保存が不適切だったり、含まれるウイルス量が少なかったりした場合、感染していても検査結果は陰性になることもある（「偽陰性」と呼ぶ）。

　検査の精度を表すものとして、「感度」と「特異度」がある。以下、感度・特異度を使って、検査には限界があることについて説明する。

　感度とは、疾患がある者の中での検査陽性の割合を示す。**表 4-1** で示す、a＋c の中の a の割合（a /（a＋c））である。特異度は、疾患がない者の中での検査陰性の割合で、b＋d の中の d の割合（d /（b＋d））である。

　ここで、感染率が 1%である 1,000 万人を対象に検査を行うと（**表 4-2**）、感染者は 10 万人となる。この例での感度は、一般的に新型コロナウイルス PCR 検査の感度とされる 70%とする。感染者 10 万人のうち検査で陽性になるのは、その 70%の 7 万人である。言い換えると、感染者 10 万人の 30%である 3 万人を見逃すことになる（偽陰性）。特異度を 99%と仮定すると、非感染者 990 万人の 99%は陰性となるが、1%すなわち 9 万 9 千人は陽性と判定される（偽陽性）。全体の検査陽性者 16 万 9 千人のうち、本当の感染者は半数以下の 7 万人であり、半数以上が感染者ではない。実際の感染率は 1%よりはるかに低く、そうなるとさらに陽性者のうちで実際の感染者の割合が少なくなる（例えば、感染率を 0.1%とすると、検査で陽性となった者のわずか 6.5%しか本当の感染者はいない）。

　偽陽性の場合、すなわち、感染者ではないが検査で陽性になった場合、不必要

な隔離や治療が行われることになる。逆に、偽陰性の場合、すなわち、感染者にもかかわらず検査で陰性になった場合、通常の生活を送ることで周辺への感染を拡大させる可能性がある。このように、検査結果の誤りは、個人だけではなく、社会へのデメリットも大きい。

　こうした誤りを避け、効果的に検査を行うための第一の方法は、検査の精度（感度や特異度）を高める、あるいはより精度の高い検査を用いることである。第二の方法は、検査で陽性となる可能性の高い人に対して検査を行うことである（専門的には“事前確率を高める”という）。米国立研究機関の峰宗太郎医師の言葉を借りれば、「打率を上げるには、検査前に怪しい人を選り出し」、元々感染している可能性の高い集団に検査を適応することがよい[2]。新型コロナウイルスの流行初期、検査を受ける条件がかなり限定されたが、実施可能な検査数が限られた中で効率的かつ精度高く感染者を見つけ出すためには有効であったと言えるのではないか。

2.2　抗原検査、抗体検査について

　PCR 検査がウイルス特有の DNA・RNA 塩基配列の有無を調べる検査であるのに対し、抗原検査はその異物そのものの構成タンパク（パーツと理解するとわかりやすい）を検出する検査、抗体検査は体に備わる免疫系が外部から侵入した異物に対抗するために作り出すタンパクを検出する検査である。これら 3 つの検査の主な違いは、PCR 検査と抗原検査が「今感染している（可能性が高い）か」を調べるのに対し、抗体検査は「過去感染したことがあるか」を調べる点にある。また、抗原検査と抗体検査は手技が簡単であると同時に、検査の所要時間を大幅に短縮できる点で PCR 検査と大きく異なる。現在、国内で抗原検査は承認されているが、抗体検査については診断用医薬品として承認されたものはない。中国や米国など、海外企業が研究用に開発した簡易キットが国内で使用されており、その精度が疑問視されている。欧米各国では、抗体検査の結果を「抗体パスポート」として用い、経済活動再開の裏付けとする動きが出ていたが、一度感染し抗体を持つ人が再び感染しない証拠はないとし、世界保健機関（WHO）が警鐘を鳴らしている。

　抗原検査は、一般の医療機関でも利用されている（例：インフルエンザウイルス感染症）。COVID-19 においても、発熱外来などでは時間のかからない抗原検査を行い、陰性の場合は通常の診療を継続し、陽性の場合はさらに PCR 検査で

確定診断を行っていた。今後は、インフルエンザウイルス感染症と同様に、発熱などで COVID-19 が疑われた場合には、まずは通常の外来で抗原検査を利用することが一般的になる可能性もある。

3 国内における PCR 検査の動向

3.1　PCR 検査数の推移

　新型コロナウイルスの感染拡大初期において、国内の PCR 検査数は非常に限定的であった。感染症法によると、PCR 検査は行政検査の 1 つであり、検査主体が保健所や国立感染症研究所、地方衛生研究所等に限られていた。そのため、検査は一定の条件下で行われ、1 日 300 件程度の検査能力しか持たなかった。希望しても検査を受けられない事態が多発し、膨れ上がる業務に保健所は疲弊していった。**図 4-1** に新型コロナウイルスの流行初期から 1 年間の PCR 検査数の推移をまとめた。

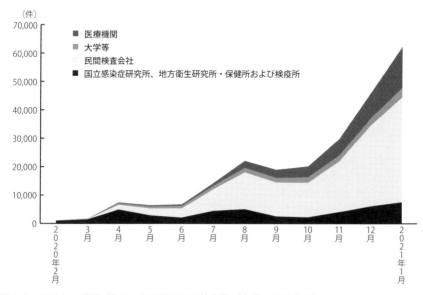

図 4-1　月ごと、機関ごとの 1 日平均 PCR 検査数（文献 4 より作成）

PCR 検査の要件追加や基準緩和により、2020 年 3 月以降、PCR 検査の能力は段階的に拡充されていった。2020 年 3 月 6 日には PCR 検査が保険適用となり、感染症指定医療機関、帰国者・接触者外来と同様の機能を有する医療機関、自治体と委託契約を結んでいる医療機関等の判断に基づき、保健所を介することなく検査依頼を行うことが可能になった。その後も、無症状者からの感染拡大の可能性が示されたこともあり[3]、東京都医師会主導による検査センターの開設、空港検疫など PCR 検査数は徐々に伸びていった。

3.2　民間検査機関の出現

　感染拡大初期と比較すると、格段に検査能力は高まった。しかし、濃厚接触者や有症状者以外の検査希望者に対応することは依然難しく、さらなる検査体制の強化が必須であった。従来の検査体制下でキャパシティを増やすことができない中、頼みの綱となったのが民間検査機関であった。徐々に、様々な組織あるいは個人の間で、民間検査会社を利用した PCR 検査の拡大が進んでいった。中でも高齢者施設や障害者施設の入所者、保育園の職員向けの検査ニーズが高く、従来の検査体制では検査が受けられない人々の間で普及していった。自治体による民間検査会社の活用も活発化し、高齢者の割合が高い墨田区では、検査体制拡充のために民間の検査会社を区内に誘致した。

　民間検査会社の活用により検査数が増えることは好ましいことだが、一方で混乱も起こっている。民間検査会社の中には、医療機関を介さず自由に PCR 検査を低コストで受けられる会社も存在する。前述のようなメリットがある一方で、検査の精度が問題視されているのも事実である。また、民間検査会社は医療機関ではないため、陽性反応が出た場合でも保健所への届け出義務はなく、結果の本人への通知にとどまる。陽性時には医療機関の受診を勧めているものの、感染者が受診しないまま放置される可能性は否めない。民間検査機関、医療機関、保健所が連携して情報を共有できる仕組みの整備が今後の課題となるだろう。

4 PCR 検査に関する国内外の事例

4.1 諸外国の事例

　PCR 検査の国内動向について述べてきたが、各国ではどのような取り組みが行われていたのか紹介する。韓国は「ドライブスルー方式」での PCR 検査を実施し、注目を浴びた。ドライブスルー方式とは、車を検査場に横付けし、検査員が窓越しに検体の採取を行う検査方法である。通常の検査と比較すると所要時間を約半分に短縮できるため、検査人数を増やすことが可能となる。また、訪問者同士の接触もないため、感染リスクを軽減できるメリットもある。この検査方式は韓国に始まり、英国でも導入された。その他にも、**表 4-3** に示した通り、各国で PCR 検査に関する取り組みが行われた。

　一概に検査数の多い国で感染症対策が成功していたとは言えない。しかし、台湾やシンガポール、ニュージーランドなど感染拡大の抑え込みに成功している国々は、共通して徹底した検査体制を築いていた。PCR 検査と追跡・隔離を組み合わせて実施することで、実行再生産数を低く抑えられるとの報告[5]もあり、PCR 検査による感染者の早期発見と隔離が、コロナ対策のスタンダードになりつつあることがわかる。

　PCR 検査の拡大により判定された偽陽性患者が増えることで、医療が逼迫するという声もある。また、一定数の偽陰性者がいることから、PCR 検査陰性といっても必ずしも安心できる訳ではない。ただ、海外では PCR 検査による早期発見、

表 4-3　主な国・地域の PCR 検査に関する取り組み

韓国	ドライブスルー方式での大量検査。接触による感染リスクを抑えた効率のよい検査を実現。
中国	地方衛生局と居民委員会（各地域のコミュニティ管理組織）の連携による短期集中型の大規模 PCR 検査。感染拡大地域において 2 日間で約 200 万人の検査を実施。
台湾	有症状者に限定した検査、感染経路の追跡と接触者の隔離を徹底。
シンガポール	高齢者施設、医療従事者、外国人労働者などの高リスク集団を優先した検査の実施。
ニュージーランド	迅速かつ厳格なロックダウンに加え、徹底した検査と追跡を実施。

隔離による感染拡大抑制の効果は大きいとする報告もある。

4.2　国内の事例

　国内でも都道府県、自治体レベルで独自の PCR 検査体制を敷き、感染を封じ込めようとする動きがある。2020 年 2 月初旬、和歌山県の済生会有田病院で国内初の院内クラスターが発生した[6]。当時の政府のガイドラインでは PCR 検査の対象がごく一部に限定されており、検査を拡大することが難しい状況だった。しかし、仁坂吉伸知事と県の福祉保健部の判断で、感染可能性のある関係者および県内の肺炎患者全員へ検査を実施し、院内クラスターを抑え込んだ。人口 94 万人の和歌山県の検査人数は、2020 年 3 月末までにおよそ 1,400 人（感染者 17 人）となり、人口 1,394 万人の東京がおよそ 2,300 人（感染者 299 人）であったことからも、和歌山県がいかに徹底した検査を重要視していたかがわかる。早期発見、早期隔離、感染ルートの追跡は、いわゆる「和歌山モデル」として米紙でも取り上げられた。

　同じく院内感染をきっかけに独自の PCR 検査体制を築いたのが墨田区である。2020 年 4 月に東京都立墨東病院で院内感染が起こった際、医療従事者や患者 753 人に検査を実施し、43 人の陽性者を特定して、短期間での診療再開を実現した[7]。その後、区内にある 8 つすべての救急病院に PCR 検査体制を拡充し、検査のキャパシティを大幅に増やした。また、民間の PCR 検査会社を区内に誘致し、区民が安価で検査を受けることができる体制を整えた。医療機関と連携しているため、陽性確定後は医師の診断を経て保健所に届け出る仕組みが整っている。

　徹底した検査に重きを置いた取り組みを実施したのは都道府県、自治体だけではない。山梨大学医学部附属病院では、ドライブスルー方式の PCR 検査を国内でいち早く取り入れた[8]。政府による厳しい検査基準が敷かれる中で、県は保健所への相談目安を独自に緩和し、検査数の増加による早期発見を目指した。同大学学長の島田眞路氏はこの取り組みを通じ、行政機関での検査に依存するのではなく、全国の国立大学へ積極的な検査実施を呼びかけた。

5 PCR が拡充できなかった背景

　PCR 検査が拡充できなかった背景要因として、ここでは"キャパシティ"、"隔離政策"、そして"ガバナンス"に焦点を当てて検証する。

5.1 キャパシティ

　当初、PCR 検査が拡充できなかった理由として、いくつかの「目詰まり」（＝ボトルネック）が指摘されている。保健所の人員不足、検体採取を担う医療関係者の不足、従来の感染症法上のサーベイランス体制の限界である。PCR 検査において保健所は、相談、検体採取、検体輸送、報告等、検査希望者の窓口としての役割をほぼ一手に担っていた。そもそもの人員削減もある中で、こうした業務が保健所の対処できるキャパシティを超え、検査数を増やすことができなかったと見られる。

　検体採取を担う医療関係者についても、やはりキャパシティ不足が足枷となった。2020 年 3 月 6 日に PCR 検査が保険適用となったが[9]、通常の患者を抱える医療機関が、感染リスクを抑えるための個人用防護具等の防護物資が不足する中で、万全の感染対策を講じて検体採取を引き受けることは容易ではなく、検査の拡充が進まなかったと見られる。また、採取された検体の分析には知識と経験が必要であり、一朝一夕に人員を増やすことが難しかったという事情もある。

　サーベイランス体制については、他国と比べても基盤が貧弱であったと言える。例えば、手書きの発生届を FAX で送信するという業務は、送信する医療機関と、受け取る保健所の双方にとって効率が悪く、迅速な状況把握を困難にした。すなわち、PCR 検査といっても、純粋な検査そのもののキャパシティだけではなく、それに伴う様々な事象のキャパシティに影響を受けることがわかる。それらのキャパシティが総じて不足し、有事の際のいわゆるサージキャパシティ（緊急対応の際に、迅速に動員することのできる対応能力）も乏しい中での"最適解"が、PCR 検査数の限定であったとも言える。

5.2 隔離政策

　PCR 検査等の陽性者の発見は、隔離と表裏一体である。昔から感染症予防の最善策の 1 つは隔離である。中世の欧州でのペスト流行期、マルセイユでは、汚

染されたおそれのある船舶、乗組員、貨物を 40 日間隔離した。40 を意味するイタリア語 Quarantina が検疫の語源となり、検疫所の英語である Quarantine の言葉が生まれた。

隔離政策は歴史的に見ても感染症対策の基本となっているが、日本にとっては同時に大きなトラウマを持つ政策でもある。日本では、明治末期にハンセン病患者を強制的に隔離する法律が成立した。治療薬が開発され完治する病となった後も、法律が廃止されるまでの約 50 年間不要な隔離政策が続き、患者やその家族は偏見や差別に苦しめられてきた。この経験から、隔離政策に対しては慎重な姿勢をとらざるを得ず、特に偽陽性の割合が十分にわからず、無症状の陽性者も多い中での隔離にはためらいが生じたとも思われる。

PCR 検査を拡充させた韓国では、軽症者が病床を占有することで医療が逼迫するのを避けるため、企業の研修施設等を隔離療養施設に充てた。PCR 検査の拡充と軽症者隔離施設の確保を同時に進めることで医療崩壊を防ぎ、入院治療が必要な重症患者を集中的に治療できる体制を整えていた。PCR 検査の拡充には隔離施設の確保が必須条件であるが、隔離にトラウマのある日本ではそのための施設を整備するという発想は乏しかったと思われる。

5.3　ガバナンス

ガバナンスについては、国、都道府県、保健所設置市区の関係性が鍵となる。感染症法の建付け上、感染症の対応の多くは都道府県、保健所を設置している政令指定都市・特別区・中核市等では市区が担う。感染症法第 64 条では、「感染症法の大半の条文の『都道府県知事』を『保健所設置市（区）の長』と読み替えられる」と明記されている。すなわち、感染症法において保健所設置市長には都道府県知事とほぼ同等の保健行政を遂行する権限が与えられていることになる。しかし、国の方針が定まらない中で、PCR 検査をめぐる諸対応を都道府県や市区が決定し、マネジメントしていくのは容易ではなかったと推測される。

なお、第 2 章でも触れたが、『新型コロナ対応民間臨時調査会報告書』[10] では、PCR 検査を拡大しなかったことや、国立感染症研究所、保健所、地方衛生研究所あるいは外郭団体の「行政検査」に関わる検査権や既得権の影響も指摘されている。これらもガバナンスの課題として挙げられよう。

6 　結論

　COVID-19 対策の中でも、PCR 検査については国内で様々な物議を醸してきた。諸外国と比較して著しく低い検査数には、国内のみならず海外からも疑問を投げかけられている。感染拡大当初の状況を紐解いていくと、戦略的に検査数を限定していたのではなく、キャパシティの問題から限定せざるを得ない状況にあった可能性がある。

　感染者の発見は対策の基本であり、多くの国において PCR 検査は第一の選択であった。国内でも検査拡充に向け民間検査会社参入の動きが見られたが、検査精度やデータ管理の面で課題は多い。医療機関や保健所との連携を含めた仕組みの構築が必須だろう。検査は手段の 1 つであって、こうした仕組みなく検査数だけを増やしても、感染症対策が成功するとは限らない。また、検査体制や基準をめぐっては都道府県ごとに多くの混乱が生じた。感染症対策は都道府県と保健所設置市・区がイニシアティブをとるが、今回の未曽有の事態に対応するにはあまりにもキャパシティが足りていなかった。各自治体主導での感染症対策には、前段階として国による統一したガバナンス必要である。

7 　教訓

最適解の探求

　今回の新型コロナウイルスの流行においては、主にキャパシティ不足の観点から PCR 検査の早期拡充が叶わなかった。未知の感染症に対し、1 つも抜け漏れのない準備を講じることは難しく、今回の対策が来たる新興感染症にそのまま活かせるとは限らない。しかし、キャパシティの拡大を検討していく中で何ができるか、現状の中での"最適解"を見つける姿勢を持つことは重要である。そして、一度決めた後でもそれに固執することなく、常にエビデンスを集めながらその"最適解"を更新していくことも求められる。

検査体制の整備

　発見と隔離は感染症予防の原則であり、それを可能にする体制を整備しなければならない。検査数さえ増やせば感染症対策が成功するとは限らないが、必要な

時に適切に検査を行える準備を整えておくことは重要である。PCR検査と一口に言っても、検体採取、搬送、分析、結果報告、データ管理等、業務は多岐にわたり、一部の機関に依存する体制ではうまく機能しない。医療機関、保健所、大学、民間機関等、幅広いアクターを巻き込んだ仕組みを構築するため、平常時からの連携の強化、有事の際に迅速に行動できるガバナンスが求められる。

隔離等の体制整備

　検査と切り離すことのできない隔離措置への抵抗を軽減するための努力も必要となる。隔離施設の拡充や施設内の防疫強化といったハード面に加え、入所者の心のケア、周囲への正しい理解、国民の合意形成を促すソフト面での対策が重要である。

参考文献

1）Mullis KB, Faloona FA. Specific synthesis of DNA in vitro via a polymerase-catalyzed chain reaction. Methods Enzymol 1987; 155: 335-350.

2）峰宗太郎．第6章 やっぱり知りたい、PCR検査．新型コロナとワクチン 知らないと不都合な事実．東京：日経BP．2020; 178-198.

3）Zou L, et al. SARS-CoV-2 viral load in upper respiratory specimens of infected patients. N Engl J Med 2020; 382: 1177-1179.

4）厚生労働省．オープンデータ．PCR検査実施人数．https://www.mhlw.go.jp/stf/covid-19/open-data.html

5）Kucharski AJ, et al. Effectiveness of isolation, testing, contact tracing, and physical distancing on reducing transmission of SARS-CoV-2 in different settings: a mathematical modelling study. Lancet Infect Dis 2020; 20: 1151-1160.

6）友森敏雄．和歌山県に見る、クラスターを防いだ柔軟さと決断力．https://wedge.ismedia.jp/articles/-/19208

7）東京都病院経営本部．都立墨東病院の通常診療再開について．https://www.byouin.metro.tokyo.lg.jp/about/houdou/2020/2516_20200515.html

8）山梨大学．COVID-19ドライブスルー PCR検査のシミュレーションを実施．https://www.yamanashi.ac.jp/25863.

9）厚生労働省．総－2－2新型コロナウイルス検査の保険適用について．https://www.mhlw.go.jp/content/12404000/000612063.pdf

10）一般財団法人 アジア・パシフィック・イニシアティブ．第7章 PCR等検査.新型コロナ対応民間臨時調査会．東京：株式会社ディスカヴァー・トゥエンティワン．2020; 180-198.

　（リンク先は2021年4月20日アクセス可能）

クリティーク①：専門家からのひとこと

　COVID-19 は、味覚・嗅覚障害といった不安定な愁訴を除けば特有の症状はなく、初期は臨床的に一般呼吸器感染症と鑑別診断し難い。一方で、発症後数日で急激に重症化する場合があり、試験検査による早期の診断が重要となる。

　日本では、発生初期はいずれも専門性が高く平時より技術を訓練されている、感染症指定医療機関で診療を、地方衛生研究所で診断検査を、それぞれ実施し、徐々に民間機関を含めて体制を拡充することとしているが、COVID-19 の感染拡大は体制強化を上回るスピードとなった。

　このため、症状と経過「発熱 37.5℃の 72 時間以上継続」を目安にスクリーニングをせざるを得ない事態となった。有症状者は的確に診断されたものの、感染に不安を持つ住民の意向に適切に対応できなかったことは、リスクコミュニケーション上の失敗と言える。その後は、診療検査を行う医療機関の拡充、民間検査機関の導入等により検査体制は拡充されたが、新興感染症発生早期からこうした体制を迅速に整備することが今後の重要な課題となった。

　なお、諸外国のように無症状者が無作為に検査を受けることができる事業が、感染拡大阻止効果を持つか否かは議論のあるところであり、日本では一部の試行的事業以外では実施されていない。

　今後は、抗原定性検査の非医療現場での実施、下水 PCR 検査等の新たなテクノロジーや方法論による検査体制の強化が期待される。

東京都北区保健所 所長

前田 秀雄

クリティーク②：専門家からのひとこと

　日本では感染症指定医療機関など一部の医療機関を除き、感染症対策に強いデザインとは言えない。また、諸外国と比較して日常検査で使用可能なPCR検査の種類が少なく、対応する専門職が少ないという背景がある。流行初期には、大学病院や研究所などの高次医療機関を除いて院内にPCR検査を行う機材がなかった施設も多く、検査数がのびなかった一因であると考えられる。病院独自で研究所のPCR機材を用いて基礎研究者がPCR検査に参加していた施設もあると聞くが、流行初期にはそのようなPCR検査数はカウントされていない可能性が高い。一方、医療機関では「誰が、どこで、どのように」PCR検体を採取するかというロジスティクスの変更を迫られていた。PCR検体採取を行いながらの日常診療は、診療効率の大幅な低下を意味する。

　時間経過とともにPCR検査機器の普及が進んだが、「PCR検査」と一言で言っても、その手法はconventionalなものからLAMP検査など比較的短時間で結果が出る方法、小型の装置、検体処理が簡略化されたものなど幅広い。抗原検査は簡便であるが、現場レベルでは偽陽性は少なくなく、PCR検査と比較すると感度の問題がある上、方法によっては検査開始から1時間程度で結果が判明するPCR検査もある。また、事前確率が高い状況で抗原検査の陰性をもって感染を否定することは難しい。多岐にわたるPCR検査の質を担保する必要はあるが、クリニックなどの一次医療機関を除いては、抗原検査とPCR検査の併用が続くのではないかと考える。

帝京大学大学院公衆衛生学研究科専門職学位課程

羽田野 義郎

第5章

医療崩壊をどう防ぐか？
——パンデミックに強い地域医療の在り方

重松 亜実・坪井 基浩・
仮屋 茜・金城 謙太郎

COVID-19 の流行は、当初から地域の医療に様々な影響を与えた。特に、いわゆる第3波において、"医療崩壊" や "逼迫" という言葉で表現された課題は、日本において潜在する地域医療の問題を顕在化させた。医療現場の実情、医療政策、地域医療の感染症対策・取り組み事例などを検証し、地域医療の機能維持に求められることを導き出す。

1 はじめに

2021年1月をピークとした第3波は、日本におけるCOVID-19による医療崩壊の懸念を深刻化させ、マスメディアでも多く取り上げられた。医療資源に恵まれた東京都においても、患者数急増によりCOVID-19専用病床（以下、専用病床）の使用率が全国で最も上昇し、2021年1月13日に専用病床使用率84%（3,345床／4,000床）、同月20日に重症者病床使用率64%（160床／250床）に達した[1]。

COVID-19に対する特効薬はまだなく、ワクチン接種が遅れている状況（2021年1月末）では、医療崩壊を防ぐには、大前提である患者数を減らすことと合わせ、できるだけの策を講じる必要がある。本章ではCOVID-19に対する地域医療の現状を検証し、ウィズ／ポスト・コロナの地域医療における対策と教訓について考察する。

なお、本章での「地域医療」の意味は、都市部でない地域の医療や僻地の医療としての意味ではなく、「対象とする地域全体の医療」として用いる。

2 地域医療体制

2.1 COVID-19流行前の地域医療体制

2014年より、地域医療に関する政策として「地域医療構想」が推進された。これは、2025年に団塊の世代が75歳以上の後期高齢者となる一方、生産年齢人口の減少による社会保障制度維持への懸念や、その後の全人口減少に対応するため、都道府県が実情に応じて二次医療圏を基本とする構想区域ごとの必要な病床数等、医療提供体制を再構築する取り組みである[2]。

その一環として、急性期病床数の削減、医療機関の機能分化・連携が進められている[3]。日本は、先進諸国の中でも急性期病床が多い（2018年、人口千人当たり7.8床、米国は2.4床[4]）。入院等に関わる診療報酬点数が高いため、急性期病床が多いことは医療費の増加につながる。一方で、COVID-19流行前から7割の病院が赤字経営で、公費からの補填などを受けている病院があることも問題

であった。厚生労働省は、診療実績が少ないなど再編統合の議論を必要とする424（2019 年 9 月）の公立・公的病院等（2020 年 1 月、440 に増）を公表し、その役割と機能別病床数の見直しを検証する予定であった[5]。地域医療構想により、これまで急性期を中心に構築されてきた医療体制を、回復期、慢性期、介護までの一体的な体制に変換することで、医療機関等の役割分担、連携、経営改善が進むと期待された。

2.2　COVID-19 流行下の対応

①国の対応

　2020 年 2 月 1 日に COVID-19 は 2 類感染症相当に指定され、感染力や罹患した場合の重篤性から危険性が高いため、全例が診断時直ちに最寄りの保健所長を通して都道府県知事へ届けられ、入院勧告や措置が行われる 2 類感染症と同様の措置がとられた。

　COVID-19 陽性者が増加し、すべての陽性者が入院すると重症者やハイリスク患者が入院困難となるため、4 月 2 日に厚生労働省は軽症者等の宿泊療養・自宅療養の開始を都道府県に通達した。5 月 29 日以降には退院基準も緩和され、発症から 14 日間経過し、かつ症状軽快後 72 時間経過した場合、退院可能となり、さらに 6 月 12 日以降は発症からの日数が 10 日間に短縮された。

　7 月以降、厚生労働省はフェーズごとに病床確保を行うための推計ツールと基本指針を提示し、ある時点での新規感染者や入院患者数からその後の経過日数時点における入院患者数等を予測できるようにした。これに基づいて都道府県は独自に病床確保計画を策定し、医療施設に専用病床の確保を要請した。8 月には新型コロナウイルス感染症対策分科会が、都道府県ごとの感染状況を「散発的」「漸増」「急増」「爆発的」の 4 段階（ステージⅠ〜Ⅳ）に分類し（**図 5-1**、次頁）、段階ごとの対応策（感染防止策、公衆衛生体制、医療提供体制）を提示した[6]。医療提供体制としては、どのステージでも宿泊療養施設、入院患者病床の拡充を行うこととし、ステージⅢではさらに病床確保の徹底や重症化リスクが高い患者の入院を優先すること、ステージⅣでは高齢者等ハイリスクでも軽症者・無症状者は宿泊療養を検討し、入院治療が不可欠な患者への医療提供を徹底的に優先した。また、緊急事態宣言の発令を考慮することとした。

　保健所等の業務負担軽減および情報共有・把握の迅速化を図るため、厚生労働省と内閣官房 IT 室はオンラインツールも整備した。具体的には、新型コロナウ

	医療提供体制等の負荷			監視体制	感染の状況		
	病床使用率		10万人当たりの療養患者	PCR陽性率	10万人当たりの新規報告数	直近1週間と先週1週間の比較	感染経路不明割合
	入院患者	重症者					
ステージⅢの指標	20%以上		15人以上	10%以上	15人以上（1週間）	1倍以上	50%以上
ステージⅣの指標	50%以上		25人以上		25人以上（1週間）		

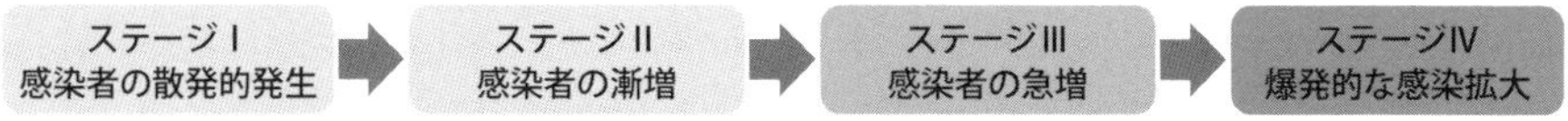

注意：指標等については随時変更されている。

図 5-1　新型コロナウイルス感染状況のステージと指標（文献 6 より作成）

イルス感染者等情報把握・管理支援システム（HER-SYS：保健所、自治体、医療機関間での感染者の情報共有）、新型コロナウイルス感染症医療機関等情報支援システム（G-MIS：医療機関の稼働状況、医療機器や資材の確保状況、物資の供給や医療提供体制の情報共有）などである。

②自治体の対応

COVID-19 に対する地域の医療提供体制の整備は、感染者数や流行状況の地域差や人口規模、それに応じた病床比率の違いがあり、厚生労働省による基本的枠組などの通知の下、都道府県が主体となり推進している[7]。以下に、病床確保や地域連携において特徴的な対応をした例を挙げる（**表 5-1**）。

東京都は、2020 年秋以降、陽性者数が全国の中で最も著しく増加した。注目すべき取り組みは、2020 年 9 月に発表された東京感染症対策センター（Tokyo Center for Infectious Disease Control and Prevention）を意味する「東京 iCDC 構想」である[8]。同構想は、都、保健所、医療機関、研究機関が持つ情報を分析・評価し、都民に正確な情報発信を行うとともに、有事には的確な判断に基づき効果的な対策を推進していく新たな拠点を形成することを目指している。総合的な対策を可能にするために、「医療提供体制チーム」「感染防御チーム」「リスクコミュニケーションチーム」「疫学・公衆衛生チーム」を含む 8 つのチームで構成される iCDC 専門家ボード（委員会）があり、専門的な立場から助言を行う。そして、その果たす機能の 1 つとして、「平時からの公衆衛生人材の育成や国内外の自治体・研究機関等とのネットワークの構築などを通じてインテリジェンス機能を強化」することを掲げている。

神奈川県では、ダイヤモンド・プリンセス号の集団感染を契機に、重症度による患者の分類、各医療機関への受け入れ・搬送等の調整を行う「神奈川モデル」

表 5-1 各自治体での特徴的な対応（各自治体および国立感染症研究所ホームページより作成）

地域	特徴
東京都	・外国人や要介護者などの対応困難な患者の受入、第 3 波の患者急増時に都立・公社病院を専用病院化 ・東京都多職種連携ポータルサイトで病床数や医療資源、患者情報を共有できるサイトを設置 ・東京感染症対策センター（iCDC）を設置
大阪府	・自粛要請・解除の対策を段階的に実施する大阪モデルを策定 ・大阪コロナ重症センターを設置。人材確保には苦慮し、全国に協力を要請し、自衛隊含め 140 人以上の看護師が派遣された
沖縄県	・沖縄 Tour Style With コロナ（旅行者の安全・安心アクションプラン）の一環として旅行者専用相談センター沖縄（TACO）を設置 ・2020 年 7 月には県独自の緊急事態宣言発出
北海道	・全国に先駆け 2020 年 2 月に小中学校一斉休校、独自の緊急事態宣言発出等、緊急対策を実施
神奈川県	・ダイヤモンド・プリンセス号の集団感染を契機に、重症度による患者の分類、各医療機関への受入・搬送等の調整を行う「神奈川モデル」を構築
長野県松本医療圏	・2020 年 4 月に発生段階ごとの入院病床調整計画を策定 ・重症度に応じて公立、民間の各医療機関が受入を分担・連携し、地域がワンチームで医療崩壊を防ぐ体制「松本モデル」を整備
新宿区	・2020 年 4 月より国立国際医療研究センターに委託し PCR 検査スポットを開設 ・医師会、薬剤師会、区内医療機関と連携し区内患者への新たな医療提供モデル「新宿モデル」を策定

を構築した。また、「松本モデル」は、2014 年度から長野県松本医療圏で取り組まれている地域包括ケアシステムで、COVID-19 対応でも重症度に応じて、公立、民間の各医療機関が受け入れを分担・連携し、地域がワンチームで医療崩壊を防ぐ体制を整備した。一方、「新宿モデル」は、国立国際医療研究センターが中心となり、病院だけでなく新宿区医師会、薬剤師会等多職種連携が図られている点で着目される。

　各地域では、それぞれの対策の中心となるリーダーが活躍している。例として、神奈川モデルの構築には阿南英明医師が、ダイヤモンド・プリンセス号で災害派遣医療チーム（DMAT）の中心メンバーとして対応に当たった経験を活かして大きく貢献した。松本モデルでは、当該地域で地域包括ケア等を進めてきた相澤孝夫医師が中心となった。災害医療、地域包括ケアともに公衆衛生学の一分野である。これらの事例から、自治体の対策でリーダー的役割を果たす人材が、公衆

衛生と医療双方の知見を持ち合わせていることが見えてくる。

3 COVID-19 による医療の逼迫

　2021 年 1 月、日本医師会会長は、「必要な時に適切な医療を提供できない、適切な医療を受けられず、COVID-19 の医療と通常の医療の両立ができなければ医療崩壊の状態。全国的に医療崩壊は既に進行している」と述べる一方、新型コロナウイルス感染症対策分科会は、「医療が逼迫している」という表現にとどめた。両者による見解の相違は、医療崩壊の定義が一定していないことから生じた。医療現場では専用病床が逼迫し、自宅療養中の死亡例、施設入所の感染者が施設にとどまる例、通常診療が抑制されたことによる救急搬送の困難例が増加した。このように、COVID-19 患者の診療や救急診療の需要と供給のバランスが崩れ、医療の逼迫を経験した地域の関係者や医療従事者の多くは、自分たちが直面した状態を「医療崩壊」と認識した。

3.1　一次医療機関が直面した問題と対応

　一次医療機関（包括的外来診療を行う地域に密着した医療機関）として地域の医療機関、特に診療所においては、診療経験や知識不足、院内感染の懸念、個人用防護具（PPE）の不足、医師等職員への感染懸念、そして、PCR 検査ができない中で COVID-19 が疑われる発熱患者への対応が困難な状況もあり、その分、地域基幹病院の負担が増した。2020 年 10 月、厚生労働省は、発熱患者専用の診察室を設け受け入れ体制を整備した場合に補助金を交付する事業を開始し、一次医療機関や地域医師会等を主体とする発熱外来の設置を奨励した。発熱外来は、他の患者への感染を防ぐため、時間的（受診時間を分ける）、空間的（仮設テントやプレハブの設置、ドライブスルー方式等）な隔離の下で行われた。

3.2　二次〜三次医療機関が直面した問題と対応

　二次医療機関（入院および専門外来医療を行う地域中核病院機関）としては、当初は感染症指定医療機関が入院加療を実施したが、病床が逼迫したため、非指定医療機関の病床利用が始まった。さらに、中等症以上の患者の転院が必要になった場合は、三次医療機関（二次医療機関で対応できない重篤な患者に対応する特

定機能病院や大規模医療機関）への転院調整が必要となるため、患者数の大幅な増加に備え、救急医療や感染症の専門家が参画した患者受け入れ調整等を行う調整本部が各都道府県に設けられた。調整本部では、重症者用病床数、入院中の患者数と空床数、人工呼吸器や体外式膜型人工肺（ECMO）の利用可否など医療資源を把握し、入院・転院調整が行われた。それでもなお、第3波では患者数が急速に増加したため、東京都や大阪府など都市圏を中心に専用病床や重症者用病床が逼迫した。

　一方で、COVID-19 に罹患した高齢患者の増加に伴い、症状改善後もリハビリなど療養継続が必要な患者の転院調整も課題となった。岐阜県病院協会の調査[9]によれば、COVID-19 患者の平均在院日数は 60 歳以下の 8.4 日に対し、80 歳代以上は 27.2 日であった。回復後の療養目的に中小規模病院に転院を打診しても、院内感染への懸念などから転院が進まず、専用病床等での新規患者の受け入れが困難となり病床逼迫が助長された。

3.3　医療資源不足

　感染者が急増し、物資、病床、人材等の医療資源不足が顕著になると、医療機関は、通常診療との両立や COVID-19 患者の対応への医療資源の再配置の難しさに直面した。物資面では、厚生労働省により PPE の増産と各医療機関への配布が行われたが、各医療機関では N95 マスクの再使用も日常的に行われた。人工呼吸器については、国内で 2,000 台以上の追加確保を目標とし、経済産業省が中心となって異業種メーカーと協力し国内増産に取り組んだ[10]。しかし、高齢重症者の増加により、機器不足が懸念された。欧米では人工呼吸器の使用を年齢でトリアージするという例も見られたが、日本では年齢による一律の対応はなされていない。しかし、人工呼吸器の使用を含めた延命治療の希望確認をしなければならない現場では、医療者と家族が倫理的な課題に苦慮した。面会制限により、患者・家族間で延命治療について話し合う機会が減り、家族から高齢患者に感染させた場合には家族の葛藤はさらに大きくなる場合も見受けられた。

　病床不足は、患者数増加の速度が病床確保の速度を上回ることで生じ、宿泊療養施設の利用や自宅待機等の対応がとられた。他の先進諸国と比較して、日本は急性期病床だけでなく、重症管理可能な集中治療室（ICU）、高度治療室（HCU）、救急救命室（ER）などの数（人口当たり）も多い傾向がある（**表 5-2**、次頁）[11]。それにもかかわらず病床不足が生じたのは、一般病床から専用病床への

表5-2 集中治療室（ICU）等の病床に関する国際比較（文献11より作成）

	ICU等合計病床数	人口10万人当たりICU等病床数
米国	77,809	34.7
ドイツ	23,890	29.2
イタリア	7,550	12.5
フランス	7,540	11.6
スペイン	4,479	9.7
英国	4,114	6.6
日本（ICUのみ）	5,603	4.3
日本（ICU・HCU・ER）	17,034	13.5

転換困難や、回復者の転院・退院調整困難が原因と考えられる。日本にある約1,900の感染症病床と約88万の一般病床のうち、COVID-19用に確保された病床数は、2021年1月27日時点で2万7,945床（3.1％）に過ぎない[12]。また、2020年10月時点でCOVID-19患者の受け入れ可能医療機関は、G-MISに登録された7,307病院中1,700病院（23％）にとどまる[13]。通常診療とCOVID-19診療の両立は、院内感染予防のための動線変更や区域分け、専用病棟への転換、重症者対応を行うICUでのCOVID-19患者と他の重症患者との隔離等の措置を行うことが必要で、その対応は容易ではなかった。

さらに、COVID-19患者に対応するための看護人材不足や離職が問題となった。2017年の経済協力開発機構（OECD）加盟国の人口千人当たり看護職員数は、OECD平均8.0に対して日本は11.3と多い[14]。しかし、病床100床当たり看護職員数では、OECD平均183.4に対して日本は87.1である。急性期病棟では、1人の看護師が7人の患者を受け持つ「7対1看護」という手厚い看護が行われる。さらに、COVID-19対応には、PPE装着、介護度の高い高齢者の看護、院内感染防止対策で理学療法士や清掃業者といった他職種の業務代行等、業務負担が増した。日本看護協会の調査[15]によれば、COVID-19患者を受け入れた1,138病院の46％が、一般病棟の閉鎖、外来や手術室の人員削減などにより看護職員を再配置したことが報告されている。また、COVID-19患者を受け入れた病院の21.3％でCOVID-19対応を理由とした看護職員の離職が見られ、45.5％で看護職員の不足感があった。COVID-19などの感染症流行時における医療従事者のメンタルヘルスの調査[16]によると、感染症流行中および流行後の両方において

不安があった者は 45％、抑うつは 38％、急性ストレス障害は 31％、燃え尽き症候群は 29％であったことが示されている。このようなメンタルヘルス不調は、医療従事者の注意力、理解力、意思決定能力に影響を与え、医療過誤や離職リスクを高めるという報告がある [17]。

3.4　救急医療体制の維持困難

　総務省消防庁が、全国の消防本部を対象に救急搬送困難事案（救急隊が同一症例を連続 4 回以上異なる医療機関に受け入れ要請し、現場到着から搬送開始まで 30 分以上要したもの）を集計したところ、2021 年 1 月 11〜17 日の 1 週間で 3,317 件、前年同時期の 2.2 倍であった [18]。その原因は、COVID-19 対応医療機関での一般救急患者受け入れの減少や病床の逼迫、感染が疑われる患者に対応するマンパワー不足、院内クラスターが発生した病院での救急診療の停止などが挙げられる。救急搬送困難事案の増加により二次医療圏を越えて搬送される患者も増加し、医療従事者と救急隊の負担も増加した。

3.5　医療施設の経営悪化

　2020 年 4 月をピークとした第 1 波で積極的に COVID-19 を受け入れた病院は、医療物資や人材を COVID-19 診療に投入したため、通常診療が縮小され、経営悪化が問題になった。

　3 病院団体（日本病院会、全日本病院協会、日本医療法人協会）による 1,407 病院を対象とした調査 [19] では、2020 年 5 月に大きく収益が減り、COVID-19 受け入れ病院で前年比 -17.4％、非受け入れ病院で -11.4％であった。経営悪化の原因として、検査・治療の延期、患者の受診控え、肺炎やウイルス性感染症（インフルエンザ、腸炎等）など COVID-19 以外の感染症患者の減少などが挙げられた。また、専用病床を確保するも患者の受け入れがない場合には診療報酬の請求ができず、専用病床の空床が損失につながったため、厚生労働省は病床を確保する医療機関への空床確保料の補助を開始した。第 3 波では、緊急支援事業として、緊急事態宣言地域や病床が逼迫した都道府県で増床した場合、重症者病床は 1 床 1,950 万円、その他の専用病床は 1 床 900 万円を補助して病床確保を急いだ。ただし、この補助金の対象は人件費や院内感染対策に要する費用と定められ [20]、経営悪化の補填には十分とは言えなかった。全国公私病院連盟の調査 [21] では、2019 年時点で 70.9％の病院が赤字であった。COVID-19 流行によりさらに経営

が悪化し、病院の閉院や賞与の減額（2020年27.2％の病院）につながった。

3.6　院内クラスター

　病院でクラスターが発生すると、外来診療や救急患者の受け入れ停止、他病院への負担の集中、濃厚接触者となった医療従事者の自宅待機による人材不足、長期にわたる病院機能の停止が生じるため、地域医療体制の維持には病院内・施設内クラスター予防が重要となる。新型コロナウイルス感染症対策分科会の報告によると、2020年12月に全国で発生したクラスターは807件、そのうち361件は医療・福祉施設内で起こった[22]。

　主な病院内・施設内クラスター事例を**表5-3**にまとめた。ここから、クラスター予防と早期収束には、各病院の平時からの取り組みに加え、感染予防順守を目的とした職員への教育、感染症を専門とする人材の必要性が見えてくる。また、北海道旭川市の事例は、自治体を含む関係者間の連携の重要性も示唆している。

4　医療崩壊を防ぐためにできること

4.1　医療機関の機能分化と連携強化

①軽症者への対応

　中国湖北省武漢市では臨時病院を16か所建設し、軽症から中等症の患者を治療した。臨時病院の医療従事者の大半は湖北省外から集められ、武漢市の既存基幹病院の医療資源は重症者対応に投入された[26]。また、臨時病院は家庭内やコミュニティ内での感染を防ぎ、感染者数減少にも貢献したとされている[27]。

　日本では、無症状者や軽症者も増加した第3波の時期に、自宅療養者が8,000人を超えたが、宿泊療養施設の稼働率は低く（東京都では2021年1月27日時点で24％）、自宅や宿泊療養中の死亡例も生じた。武漢市の例や、安全な療養と感染拡大防止の観点からは、自宅療養より宿泊療養が望ましいが、自宅療養希望者が多いことや宿泊施設での清掃方法（各階の宿泊者が全員退所してから清掃を行う）のために稼働率が上昇しなかった。宿泊療養の活用には清掃方法の見直しの他、自治体・保健所の職員、医療職、一次・二次医療機関との密な連携、情報技術（IT）による連絡やオンライン診療の充実、在宅医療の拡充が必要であり、

表 5-3　病院内・施設内クラスター事例（文献 23 〜 25 より作成）

発生時期・場所	起点	感染・死亡人数	特徴	感染の拡がり方	収束方法
2020 年 3 月・東京都台東区・病院（400 床）	入院患者	131（患者83、職員43）・43	流行初期の集団感染。転院した患者から集団感染。血液内科病棟で感染し死亡者増加。	1 人目の感染から集団感染発覚まで22日を要し、初期対応が行えず感染が拡大。	職員の感染防御の徹底、コホーティング、ゾーニング、院内の環境消毒などの実施により、新規外来受入停止から75日後に入院、78日後に新規外来の受入再開。
2020 年 11 月・北海道旭川市・病院（263 床）	入院患者から看護師	214（入院患者136、職員78）・39	DMAT、自衛隊看護師 5 人派遣（要請から13日目）極度の院内人材不足に陥った。他病院への負担が増大し、市全体の医療供給体制が危機的状況に。	感染病棟へ他病棟から看護師が応援として勤務し、他病棟へ拡大。	派遣された専門家の指導下、環境整備、職員の感染防御実践訓練、患者の病状把握、ゾーニング、ベッド管理、コホーティングなどにより受入停止から82日後に通常診療を再開。
2020 年 11 月・静岡県浜松市グループ／有料老人ホーム	職員	22（入所者9、職員12、職員家族1）・0	DMAT、静岡県老人保健施設協会などに所属する職員が派遣。	日常的ケアを行う機会が多く、従業員から入所者へ拡大。	DMAT の指導により、適切な健康観察および感染管理の徹底により、最初の陽性者発生から23日後に再開。

自宅療養となる場合も以上のことに加えて健康観察や急変時対応が重要である。東京都墨田区では訪問看護師の巡回による自宅療養者の体調管理や、名古屋市では自宅療養者救急搬送時の輪番制度構築が試みられており[28]、好事例として参考となる。

②中等症者や回復者への対応

　英国では 9 割以上の医療機関が国民保健サービス（NHS）により運営され、COVID-19 診療は公的医療機関により提供された[29]。日本でも当初は主に公的病院や 300 床以上の病院が COVID-19 診療をしていたが、日本では公的病院が 2 割、民間病院が 8 割で、300 床未満の中小規模の病院が多い（約 8 割）。患者数の増加には、民間病院や中小規模病院の機能強化による対応が必要となる。病

院規模によっては人材不足などで感染者の診療は困難だが、回復患者を受け入れる後方病院としての役割が期待される。そのため、第3波では療養目的転院患者の診療加算を3倍にするなどの対応も行われた。

　COVID-19診療を行う病院でも知識や技術を最新に保つために、感染症や公衆衛生の専門家からの指導が受けられる体制や、これらを持続可能にする支援を含めたシステム作りが必要である。例として、ECMOnet（エクモネット）では全国での研修開催や24時間相談できる体制を構築した[30]。

③重症者への対応

　重症対応医療機関として、東京都ではCOVID-19専用病院化、大阪府では大阪コロナ重症センターの整備が行われた。専用化された拠点病院ができれば、医療資源を重点的に投入することで多くの患者への対応が可能となり、病院の役割の明確化と連携により救急搬送困難事案の減少にもつながる。

　地域医療機関の連携としては、行政、保健所、医師会、病院、診療所、在宅医療、介護施設、宿泊施設の責任者が連携し、医療の逼迫や医療崩壊の対策や対応を事前に協議してシミュレーションすることが重要である。長野県松本医療圏において、行政、保健所、公立・民間病院が協力して松本モデルを整備したように、COVID-19流行は地域で有事への対応に取り組むチャンスでもある。

4.2　医療従事者の確保

　医療従事者の確保のため、厚生労働省では、医療機関等への問い合わせや応募から面接までオンラインで完結する医療人材の求人サイトの設置[31]、緊急包括支援交付金による重点医療機関へのDMAT・災害派遣精神医療チーム（DPAT）等の医療チーム、医師や看護師等の派遣、全国知事会を通じた広域派遣のシステム整備などを行った。都道府県ナースセンターでは、潜在看護師等の復職支援を行い、求人数3,382人に対して就業者数は2,105人（2020年11月15日）を数えた。派遣先は、宿泊療養施設が約50％、コールセンター・保健所・PCRセンター等が約45％（2020年4月～12月11日）であった。また、国は、日本看護系大学協議会に看護大学院生や教員に派遣等協力を依頼した[32]。

　今後の課題として、短期的にはCOVID-19対応する医療従事者の精神的・身体的サポートの仕組みの構築と同時に、報酬増加が必要である。病床確保の補助金は2／3以上を人件費に使用可能だが、COVID-19診療を行うスタッフの報酬が上がるシステムの整備は不可欠である。

中長期的な課題として、専門家の育成がある。感染管理認定看護師数 2,977 人（2020 年 12 月）、感染症専門看護師 90 人（2021 年 2 月）[33]、感染症専門医認定者数 1,630 人（2021 年 2 月、東京都 334 人、岩手県 2 人）[34] で、まだなお不十分である。日本看護協会では、感染管理認定看護師養成推進事業を開始し、育成支援や 200 床未満の医療機関等の感染管理認定看護師の配置を推進している[35]。

4.3　経営改善と国の補助

2020 年 6 月から緊急包括支援交付金の交付が開始され、経営が困難となった医療機関の改善が望まれた。対象は、医療分野（医療従事者・職員に対する慰労金と感染拡大防止等支援事業）、介護分野および障害分野の 3 つである。3 病院団体の調査では、交付金申請した病院は約 70％であった（2,005 病院中 1,468 病院）[36]。感染拡大防止等支援事業に関する交付金は、小規模病院から大規模病院まで多くの病院が申請し受給しているが、3 病院団体は交付金の円滑な支給や支給額の見直しが必要と述べている。交付金の支給は減額傾向で、東京都では介護分野と障害分野の申請受付が 2021 年 1 月で終了となった[37]。福祉施設のクラスター発生件数は多い。交付金の終了に伴い、福祉施設において感染対策に必要な資金・物資・人材の確保が難しくなることが懸念される。

4.4　ポスト・コロナを見据えた地域医療体制と有事への備え

都道府県が策定する医療計画では、5 疾病（がん、脳卒中、心筋梗塞等心血管疾患、糖尿病、精神疾患）、5 事業（救急、災害、へき地、周産期、小児医療）、および在宅医療を中心に医療提供体制整備が行われていたが、感染症は含まれていなかった。また、多くの医療従事者にとっても「有事＝自然災害」であり、致死率の高い感染症の診療に関わる機会が稀であったため、感染症への備えは十分でなかった。一方で、感染症対策の最前線の病院では、平時から PPE 着脱訓練など感染症の流行を想定した訓練が行われ、今回も多くの症例に対応可能であった（国立国際医療研究センター病院等）。また、自衛隊中央病院では、2009 年の病院建て替えの際に大規模災害や感染症に対応能力を持つように設計されていたため、感染症患者と他患者との動線を分けることも可能であった[38]。感染症を医療計画に含め、平時から地域医療体制確保のための連携体制、様々なシミュレーション、物資の備蓄が必要であり、さらに、動線確保やゾーニング、他患者と混在する病棟での病床確保に苦慮した病院も多かったことを顧みれば、病院を建設・

改築する際には感染対策も含めた設計を考慮すべきである。

5 結論

COVID-19 流行により、慢性的な人材不足、病院の赤字経営、急性期医療への依存など、日本の医療に潜在する様々な問題が顕在化した。COVID-19 流行前より提唱されていた医療機関の機能分化と連携強化は、こうした問題の解決策の 1 つと捉えられる。

医療崩壊の定義は統一されていないものの、医療の逼迫が起きたことは紛れもない事実である。その原因として、日常すなわち「平時」から感染症流行という「有事」を想定した体制作りがなされていなかったこと、円滑な専用病床への転換ができなかったこと、施設や自宅での療養体制の整備が進まなかったこと、転院や退院調整等を含めた医療連携の不足が考えられる。平時、有事ともに持続可能な地域医療を提供していく上で、地域医療を熟知し現場にも精通したリーダーとなる人材の育成や確保と同時に、状況を予測した地域連携と多職種協働を進めるべきである。

6 教訓

地域医療について地域全体で再考する

今回の COVID-19 流行は、疾病予防、診断、治療が円滑に行われ地域住民の健康を保つことを再考する機会である。ヘルスリテラシーの向上や疾病対策等を含めて地域住民との議論を進め、国・自治体・医療従事者・介護関係など多職種、地域のすべての人々が、自ら当事者意識を持って地域医療を支えていくことが求められる。

有事を想定した体制作り

災害対策と同様に危機管理の一環として感染症対策が重要となる。例えば、平時からの有事を見据えた病院の役割の明確化、感染症専門家の育成、スタッフ教育を含む病院内の感染対策ガイドラインの作成などが挙げられる。また、有事でも病院経営が危機に陥らないよう、平時からの経営改善も必要である。さらに、

医療圏内での効率的な知識や情報共有に向け、IT を活用した医療連携体制を構築することも急務である。

地域医療の役割分担と連携の推進

　今後の人口動態を考慮し、急性期中心に構築された医療提供体制を回復期、慢性期、さらには介護までの一体的な提供体制に変換する地域医療構想の推進が求められる。具体的には、地域背景に応じた機能ごとの病床数整備、各々の医療機関の特性を活かした役割分担と連携強化が挙げられる。医療資源の集約を目的とした病院統廃合や、人材を含めた医療資源の適正な配置により、医療の質の向上を図ることができる。

地域医療を守るリーダーの育成と確保

　感染症の流行という有事の際に中心となる人材の育成と確保が急がれる。そうした人材には、医療現場と地域医療に精通していること、関係者間の連携と協働の調整を担う能力、そして地域住民の感染予防と生命延長を守る実行力が求められる。

参考文献

1）厚生労働省. 療養状況等及び入院患者受入病床数等に関する調査. https://www.mhlw.go.jp/stf/seisakunitsuite/newpage_00023.html

2）村松圭司, 他. 地域医療構想. 別冊・医学のあゆみ　地域医療の将来展望2020; 35-41.

3）小池創一. 地域医療政策の動向-地域医療構想、医師偏在対策、医師の働き方改革を中心に. 別冊・医学のあゆみ　地域医療の将来展望2020; 10-16.

4）OECD. OECD Date Hospital beds. https://data.oecd.org/healtheqt/hospital-beds.htm

5）厚生労働省. 第24回地域医療構想に関するワーキンググループ. https://www.mhlw.go.jp/stf/newpage_06944.html

6）新型コロナウイルス感染症対策分科会. 提今後想定される感染状況と対策について. https://www.cas.go.jp/jp/seisaku/ful/bunkakai/kongo_soutei_taisaku.pdf

7）厚生労働省. 今後を見据えた新型コロナウイルス感染症の医療提供体制整備について. https://www.mhlw.go.jp/content/10900000/000641693.pdf

8）東京都. 東京iCDC構想. https://www.metro.tokyo.lg.jp/tosei/hodohappyo/press/2020/09/25/documents/12_03.pdf

9）m3.com. COVID-19患者の平均在院日数は80代以上で27.2日-冨田栄一・岐阜県病院協会会長に聞く. https://www.m3.com/news/kisokoza/878325

10）吉田哲也. 経済産業省における人工呼吸器確保の取り組み. Clinical Engineering 2020; 31: 887-896.

11）厚生労働省. ICU等の病床に関する国際比較について. https://www.mhlw.go.jp/content/000664798.pdf

12） 厚生労働省．医療施設動態調査．https://www.mhlw.go.jp/toukei/saikin/hw/iryosd/m20/dl/is2005_01.pdf

13） 厚生労働省．第27回地域医療構想に関するワーキンググループ．新型コロナウイルス感染症を踏まえた地域医療構想の考え方について．https://www.mhlw.go.jp/content/10802000/000684860.pdf

14） 厚生労働省．医療従事者の需給に関する検討会看護職員需給分科会中間とりまとめ（概要）．https://www.mhlw.go.jp/content/10805000/000567573.pdf

15） 日本看護協会．職員の新型コロナウイルス感染症対応に関する実態調査結果概要．https://www.nurse.or.jp/nursing/practice/covid_19/press/pdf/press_conference1222/01.pdf

16） Serrano-Ripoll MJ, et al. Impact of viral epidemic outbreaks on mental health of healthcare workers: a rapid systematic review and meta-analysis. J Affect Disord 2020; 277: 347-357.

17） Bansal P, et al. Clinician wellness during the COVID-19 pandemic: Extraordinary times and unusual challenges for the allergist/immunologist. J Allergy Clin Immunol Pract 2020; 8: 1781-1790.

18） 総務省消防庁．新型コロナウイルス感染症に伴う救急搬送困難事案に係る状況調査について．https://www.fdma.go.jp/disaster/coronavirus/post-1.html

19） 相澤孝夫．コロナ禍で明らかになった病院経営の課題．日本病院会雑誌2020; 67: 8-17.

20） 厚生労働省．更なる病床確保のための新型コロナ患者の入院受入医療機関への緊急支援（＋加算措置の追加）．https://www.mhlw.go.jp/content/000716482.pdf

21） 全国公私病院連盟．新型コロナウイルス感染症に関する病院経営影響度緊急調査集計結果の公表について．https://www.byo-ren.com/pdf/20200727.pdf

22） 新型コロナウイルス感染症対策分科会（第21回）議事次第．https://www.cas.go.jp/jp/seisaku/ful/bunkakai/corona21.pdf

23） 厚生労働省クラスター班．永寿総合病院調査チーム支援報告．http://www.eijuhp.com/user/media/eiju/chousasiennhoukoku.pdf

24） 医療法人社団慶友会吉田病院でのコロナクラスターの経過．https://www.keiyukai-group.com/yoshi-hp/uploads/sites/2/2021/01/yoshida_cluster-3.pdf

25） リリーズ株式会社．https://www.lily-s.co.jp/news/

26） Chen S, et al. Fangcang shelter hospitals: a novel concept for responding to public health emergencies. Lancet 2020; 395: 1305-1314.

27） Zhou W, et al. Impact of Hospital Bed Shortages on the Containment of COVID-19 in Wuhan. Int J Environ Res Public Health 2020; 17: 8560.

28） 北川喜己．コロナ禍の私の周りで何が起きたのか－愛知県における光と影.救急医学2021; 45: 68-74.

29） 鈴木亨．英国の状況．日本医師会COVID-19有識者会議．https://www.covid19-jma-medical-expert-meeting.jp/topic/1631

30） 志馬伸朗，他．日本COVID-19対策ECMOnetの活動と治療成績．救急医学 2021; 45: 25-31.

31） 医療のお仕事Key-Net. https://healthcare.job-support-mhlw.jp/reg/

32） 感染拡大に伴う入院患者増加に対応するための医療提供体制パッケージ．https://www.mhlw.go.jp/content/000712374.pdf

33）日本看護協会．感染管理認定看護師養成推進事業．https://nintei.nurse.or.jp/nursing/qualification/kansencn

34）日本感染症学会．専門医名簿．https://www.kansensho.or.jp/modules/senmoni/index.php?content_id=29

35）日本看護協会．https://www.nurse.or.jp/

36）四病院団体協議会．新型コロナウイルス感染症緊急包括支援交付金の交付状況等に係る調査．https://www.ajha.or.jp/topics/4byou/pdf/201210_2.pdf

37）東京都福祉保健局．新型コロナウイルス感染症緊急包括支援事業．https://www.fukushihoken.metro.tokyo.lg.jp/covid19-kinkyuuhoukatsu/

38）大日方洋文，竹島茂人．ダイヤモンド・プリンセス号でのCOVID-19アウトブレイクに対する自衛隊中央病院の活動．救急医学 2021; 45: 61-67.

（リンク先は2021年2月22日アクセス可能）

クリティーク：専門家からのひとこと

　東京では第3波と呼ばれる2021年1月頃、大阪では第4波と呼ばれる2021年4月頃に、医療崩壊と言われる状況が生じた。その原因については本章に詳細に記載されている通りである。

　日本はこれまで新興感染症への備えとして、特定感染症指定医療機関、第一種・第二種感染症指定医療機関などを設置し、これに対応することを想定していた。しかし、COVID-19のような大規模な新興感染症は十分に想定できておらず、今回のような「災害としての感染症」への備えが不十分であったが、これは日本に限った話ではないだろう。

　これまでは主に公的医療機関を中心にCOVID-19を診療してきたが、本章にあるように民間病院や中小規模病院での受け入れが進まない問題があった。医療従事者でのワクチン接種が進んできた現状では、診療に当たる医療従事者の感染リスクは低下し、精神的な負荷も軽減されることから、これらの医療機関での受け入れについて再度議論を進める時期に来ていると考えられる。

　また、次のパンデミックに備えて、大規模病院だけでなくより多くの病院で感染症診療・感染対策のリーダーとなる人材の育成が望まれる。感染症専門医は今回のようなパンデミックが起こっていない時期にはニーズがないのではないか、という意見も聞かれるが、昨今問題となっている耐性菌の問題、抗菌薬適正使用の問題などCOVID-19以前から感染症専門医の需要は増加していた。これを機に、国を挙げて感染症専門医の育成に取り組む時期と考えられる。

大阪大学大学院医学系研究科　教授

忽那 賢志

COVID-19 による間接的な健康影響：がん診療の場合

　COVID-19 の流行がもたらした間接的な健康影響が徐々に注目を浴びている。筆者は乳がんを専門とする外科医だが、がん診療も例外ではない。現に、がん検診の中止やそれに伴う診断の遅れ、また、治療の中断などが多くの国々で報告されている。その背景には、がん診療の優先順位が医療提供者側と受け手側ともに低下したことが挙げられる。福島県いわき市で筆者が勤務する医療機関においては幸いこれまで診療を継続できているが、感染を恐れてか受診をキャンセルする患者もしばしばいる。

　ところで、東日本大震災と福島第一原発事故（以下、震災）の後にも、福島県沿岸部の女性において乳がん検診の受診率が低下したり、症状自覚後の初回の医療機関受診が遅れた乳がん患者が増加したりした。また、そのような変化は震災直後から 5 年にわたり継続していた。震災により若年者が流出し、家族や友人・地域コミュニティから受けられるサポートが減少する中、自身の健康の優先順位が下がったことが主な原因と考えられた。

　日本においては、COVID-19 の影響はしばらく続きそうである。だからこそ、できる限りがん診療を通常通り維持していくことが重要であり、また、がん検診や症状自覚後の早期受診の重要性に関する、継続的な啓発活動が欠かせない。

（尾崎 章彦）

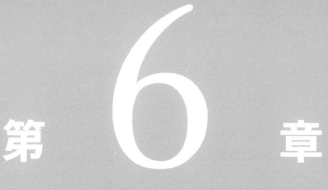

第6章

彼らはなぜ表に立ったのか？
——専門家が直面した壁

池田 奈緒美・三枝 貴代・福田 吉治

　首相、大臣、知事らは「専門家の意見を聞いて」を何度も繰り返した。専門家は彼らの隣で説明をし、また、SNS等を通じて情報を自ら発信した。専門家が政策決定をしている印象を与える、そんな政策決定者と専門家の関係はいびつにも見えた。ある専門家は"ルビコン川を渡る覚悟"であったとも口にした。なぜ、そのような関係が生まれたのか、覚悟が必要だったのか、そして、自ら表に立ったのか。本章では、専門家が政策に関わる時に直面する"壁"に注目し、政策決定における専門家の役割について考察する。

1 はじめに

　専門家は、政策決定のプロセスとは直接関係がない外部から専門的な助言を行う立場にある。COVID-19 対策では、ウイルス学等の感染症学や公衆衛生学の研究者、感染症治療を専門とする臨床家、あるいは感染症対策で影響を受ける経済に関連した研究者が専門家に該当する。

　COVID-19 対策では、専門家が大きな役割を果たすとともに、様々な議論を起こした。首相、大臣、知事らは「専門家の意見を聞いて」を繰り返し、専門家は彼らとともに記者会見を行った。あるいは、専門家だけで会見し、メディアやソーシャル・ネットワーキング・サービス（SNS）にも頻繁に登場し、時に政策の問題点を指摘し、政策提言を行った。通常は表に出ない専門家と意思決定者のそうした関係はいびつに見えた。彼ら自身も、"前のめりになった"や"ルビコン川を渡る覚悟"という言葉で自身の行動を振り返った。そして、世間は彼らを賞賛することもあれば、命の危険を感じさせるほど非難もした。専門家と政策決定者のそのような関係が生まれ、専門家が表舞台に立たねばならなかったのはなぜなのか？　ここでは、専門家が直面した"壁"に注目し、1 年間のコロナ禍を振り返る。

　本章では、専門家を主に後述する専門家会議等の構成員などの立場で政府に助言した人たちとして論じる。一方、政策決定者を政府や地方自治体等で政策決定に関わる政治家などを指すこととする。なお、本章は、『新型コロナ対応・民間臨時調査会　調査・検証報告書』[1) から多くを参考にした。

2 専門家会議等の動向

　専門家会議等の政府における会議や委員会など（いわゆる専門家助言組織）を時系列に振り返り、専門家が果たした役割や意思決定者との関係性について述べる。

2.1　専門家会議とクラスター対策班

新型コロナウイルス感染症対策アドバイザリーボード（2020 年 2 月 7 日開催）

を前身として、2月16日に、新型コロナウイルス感染症対策専門家会議（以下、専門家会議）の第1回が開催される。座長の脇田隆字氏（国立感染症研究所所長）、副座長の尾身茂氏（独立行政法人地域医療機能推進機構理事長）の他、感染症を専門とする専門家が主な構成員である（**表6-1**）[2]。さらに、座長が指名する者として、感染症数理モデルを専門とする西浦博氏（当時：北海道大学大学院教授）や経済学の専門家である大竹文雄氏（大阪大学大学院教授）らも参加した。なお、専門家会議は、政府の新型コロナウイルス感染症対策本部（構成員は、総理大臣と国務大臣）の下部組織に当たるが、法的な設置根拠はない。専門家会議は、6月24日の廃止まで、政府（首相官邸）等での政策に大きな影響を与え、また、社会的に大きな注目を浴びることになった。

　一方、2月25日付で、厚生労働省の新型コロナウイルス感染症対策推進本部の下にクラスター対策班が設置された。厚生労働省内に専用の部屋を設け、押谷仁氏（東北大学大学院教授）ら東北大学関係者、西浦氏ら北海道大学関係者が中心となり、全国からの「積極的疫学調査」の結果を分析した。**図6-1**[3]（次頁）

表6-1　新型コロナウイルス感染症対策専門家会議（2020年2月14日～6月19日まで）の構成員（文献2より作成）

脇田 隆字	国立感染症研究所所長（座長）*
尾身 茂	独立行政法人地域医療機能推進機構理事長（副座長）*
岡部 信彦	川崎市健康安全研究所所長 *
押谷 仁	東北大学大学院医学系研究科微生物分野教授 *
釜萢 敏	公益社団法人日本医師会常任理事 *
河岡 義裕	東京大学医科学研究所感染症国際研究センター長
川名 明彦	防衛医科大学内科学講座（感染症・呼吸器）教授
鈴木 基	国立感染症研究所感染症疫学センター長
舘田 一博	東邦大学微生物・感染症学講座教授 *
中山 ひとみ	霞ヶ関総合法律事務所弁護士
武藤 香織	東京大学医科学研究所公共政策研究分野教授 *
吉田 正樹	東京慈恵会医科大学感染症制御科教授

（備考）第1回から、大曲貴夫（国立国際医療研究センター病院 国際感染症センター長）、第2回から西浦博（北海道大学大学院 教授）、和田耕治（国際医療福祉大学 教授）、第8回から大竹文雄（大阪大学大学院経済学研究科教授）*らが参加。
＊新型コロナウイルス感染症対策分科会のメンバー

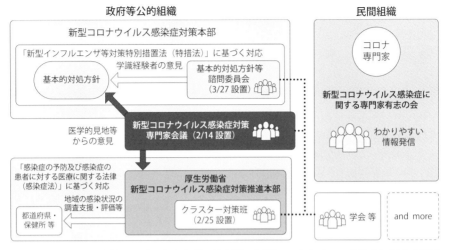

図 6-1 新型コロナ対策に関する主な組織の関係図（新型コロナウイルス感染症に関する専門家有志の会作成）（文献 3 より作成）

に示したように、クラスター対策班での分析結果などをもとに知見を集約し、その結果を踏まえて専門家会議で対策を検討するという図式となる。このクラスター対策班からは、その後の対策に結び付く多くの知見が生み出された。

2.2 専門家と政策決定者との緊張

　上記の組織体系が確立され、専門家の分析結果をもとに政策が検討され、決定される中で、専門家と政策決定者との緊張的な関係が生まれていた。それが表面化したのは、2 月 24 日の専門家による記者会見である。それまでの専門家による提言は政府を通じてのものであったが、専門家会議は「新型コロナウイルス感染症対策の基本方針の具体化に向けた専門家の見解」[4] を発表し、尾身氏、脇田氏、西浦氏など専門家だけでの記者会見を行った。

　その中で、尾身氏は「まさに正念場というか瀬戸際に来ている」と強い口調で発言をした。政府や国民の危機感の醸成が不十分となることを回避するために、専門家が頼りにするエビデンス（科学的知見・根拠）が不十分な中でも、専門家会議のメンバーらは、通常では行わない専門家から国民へ直接危機感を訴える活動を決断した。これを機に、専門家会議は国民に直接訴えかける手段を得たが、同時に政治家らが感染症対策の説明に尾身氏を前面に押し出し、あたかも政策決

定者が専門家らであるかのように印象付けることにもなった。

　その後、緊急事態宣言の発出が議論される4月3日、西浦氏が、人との接触を大幅に減らさなければ感染爆発の可能性があるとの試算を発表した。小池百合子東京都知事のロックダウン発言も重なり、政府内での議論は複雑化した。緊急事態宣言の解除の際も、解除基準をめぐって官邸と専門家との間で攻防があったことや、結局は官邸主導で解除に踏み切ったことが報告されている[1]。

　4月5日には、専門家会議やクラスター対策の関係者により「専門家有志の会」が立ち上がり、Twitter などによって、積極的に市民へ情報提供を直接行い、行動変容を促した。この会について、西浦氏は、「専門家会議、クラスター対策班、さらに関連領域で深く関わっているメンバーが、ボランタリーに寄り合って、流行対策について今持っている全知識を出し合う場」であり、「異例ともいえる情報発信が実現したことで、『声を持たない』状況が解消されるに至った」と述べている[5]。当初、専門家会議の議事録が示されなかったことなどもあり、専門家と政府の見解の違いが注目された。また、専門家による直接的な情報発信は、専門家会議が政策を決定しているという印象を強める結果にもなった。

　このような状況に対して、尾身氏は後に"ルビコン川を渡る覚悟"でという表現をした[6]。ルビコン川を渡るという表現は、古代ローマ時代の逸話をもとにしたもので、後戻りのきかない道へと歩み出すその決断を下すことを指す。専門家が本来越えてはいけない政策決定者との関係性の一線を越えたという意味と捉えることができる。

2.3　専門家会議の廃止とその後

　6月24日、西村康稔新型コロナウイルス感染症対策担当大臣が専門家会議の廃止宣言を行った。尾身氏は同日の会見で戸惑いを見せた。廃止となった専門家会議は、同日、"卒業論文"とも呼ばれる「次なる波に備えた専門家助言組織のあり方について」を発表した[7]。その中で、これまでを振り返り使用された言葉が"前のめりになった"である[8]。そして、（1）専門家会議は医学的見地から助言等を行い、政府はその提言を参考として政策の決定を行うが、その境界は外から見るとわかりにくいこと、（2）市民への情報発信について、専門家会議が人々の生活にまで踏み込んだと受け止め、警戒感を高めた人もいたこと、（3）頻回に記者会見を開催した結果、国の政策や感染症対策は専門家会議が決めているというイメージが作られ、あるいは作ってしまったこと、（4）専門家助言組織は現状

を分析し、その評価をもとに政府に対して提言を述べ、政府はその提言の採否を決定し、政策の実行について責任を負うこと、（5）経済やコミュニケーションの専門家を専門家助言組織に参加させるべきこと、などが提言された。

　新型コロナウイルス感染症対策専門家会議の解散の後、新型コロナウイルス感染症対策分科会が設置され、7月6日に第1回が開催された。この分科会は新型インフルエンザ等対策有識者会議の下に位置するものである。構成員は、新型コロナウイルス感染症対策専門家会議からも約半数が参加した。経済学の専門家、知事（平井伸治島根県知事）、法律家、メディア、経済界からの委員も加わり、より広い意見を聞く場となった。

　結果、**図 6-2** に示した体制ができ上がった[1]。以降、メディアや論文などを通じて専門家からの発言はあるものの、それまでのように専門家と政策決定者の衝突は目立たず、良好な関係性の中で政策決定がされているように見えた。一方で、首相や大臣による発表（「専門家の意見を聞いて」との発言付き）の後で、専門家への諮問と了承を得ることの繰り返しは、専門家がその役割がどの程度果たせているかの疑問は少なからずあった。

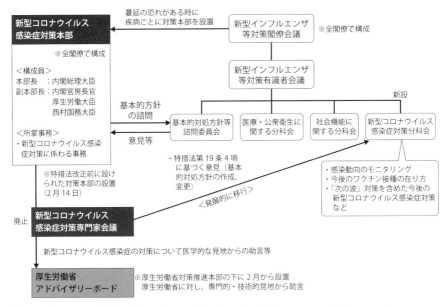

図 6-2　新型コロナウイルス感染症対策に関わる政府の実施体制（文献 1 より作成）

3 専門家の苦闘と貢献

3.1 専門家の苦闘

　ここでは、専門家会議等で重要な役割を果たした3名の専門家を取り上げる。

①西浦博氏

　西浦氏（当時：北海道大学大学院教授、現：京都大学大学院教授）は、日本では数少ない理論疫学・数理モデルのスペシャリストである。彼は、2019年の年末には中国湖北省武漢市での肺炎のニュースをキャッチし、年明けから本格的に分析を開始（ダイヤモンド・プリンセス号のデータ含む）、武漢市での感染者数の推計なども行った。その後、日本の感染予測（シミュレーション）等を行い、感染を収束させるためには人との接触を8割減らす必要があること、何もしなければ死亡者は42万人に上ること等、他の専門家も国民も驚く結果を公表した。そもそも、シミュレーションはいくつかの仮定に基づくため、正しいかどうかの検証は難しく、その推計には賛否の意見があった。ただ、最悪を想定するという危機管理の視点からは、西浦氏の推計は無視できないものであった。彼は、社会的影響もよく理解した上で、推計した研究者の責任と使命感から、殺害予告により身の危険を感じながらも、記者会見、Twitter、ニコニコ生放送などで発信し続けた。なお、当時の状況は、『新型コロナからいのちを守れ！』[5]に詳しい。

　彼もまた"壁"という言葉を使用している。「分析した結果が、政策的な判断を下す官邸に届くまでに、厚い壁のようなものが何枚もありました。科学的知見を取り入れた政策判断と、官僚性システムがかみ合っていない」と述べている[9]。

②押谷仁氏

　専門家会議の構成員の押谷氏（東北大学大学院教授）は、クラスター対策班の中心的メンバーでもあった。彼もまた日本では希少な感染症疫学のエキスパートで、世界保健機関（WHO）西太平洋地域事務局（WPRO）の感染症対策責任者として、重症急性呼吸器症候群（SARS）対策事業に従事した。当時の上司である尾身氏と押谷氏が、COVID-19の流行時に日本にいたことは、我々にとっての大きな幸運であり、また、これまで日本がWHO等において国際貢献してきた1つの成果でもあろう。

　押谷氏はクラスター対策班において、クラスターの同定、"3密"や"夜の街"

に代表されるリスクの発見とその対策の提言を行った。西浦氏のように前面には出ないものの、より冷静な姿勢でしばしばメディアに登場し、感染症対策の必要性を訴えた。経験のためか、人柄からか、その言動にはある種の"優しさ"があると述べられている[10]。

③尾身茂氏

　今や国民の身近な解説者であり、新型コロナウイルス専門家会議の副座長を務め、その後新型コロナウイルス感染症対策分科会と基本的対処方針等諮問会議の会長となったのが尾身氏（独立行政法人地域医療機能推進機構理事長）である。彼は、西太平洋地域からのポリオ根絶を果たした WHO 西太平洋地域事務局の事務局長を務め、WHO 本部事務局長の候補者にもなった。その経験により、多様な意見のある専門家をまとめ上げ、官邸等の政策決定者と渡り合い、時に首相よりも首相らしく堂々と記者会見に応じた。

　例えば、経済への打撃を抑えたい政府は人と人との接触削減目標を7割にとどめたいと希望したが、それを尾身氏が何とか譲歩させ「極力8割削減」の文言を付け加えさせるのに成功した。尾身氏は、国民への訴えかけにとどまらず、専門家が十分な情報を伝えても政策決定者がその助言を受け入れない状況となった際には、高い交渉力を発揮し、専門家の意見を少しでも政策に反映させるよう、辛抱強く交渉を繰り返した。交渉ルートを閉ざされてしまわないように政治家の意見を正面からは否定しない形で細心の注意を払いつつ、譲れない部分については何度も細かく問いただすことによって譲歩を少しずつ引き出した。西浦氏が、"壁を壊す"勢いで対処したのに対して、尾身氏は壁に扉を作りその鍵を交渉で勝ち取り、それを保持しようとした。

3.2　専門家の貢献

　今回、専門家が貢献できたものの中で特筆すべきいくつかの事象があった。ここでは、エビデンスの構築とコミュニケーションを取り上げる。

①エビデンスの構築

　正式な専門家の集まりが開始される前から、専門家は動き出していた。2020年1月5日に、厚生労働省検疫所（FORTH）および、国立感染症研究所は、それぞれのウェブサイトに中国の積極的疫学調査チームによる感染経路不明の肺炎の調査報告と公衆衛生上の取り組みを公開した。翌6日には、厚生労働省は国内に向けて注意喚起の報道を実施した。さらに10日頃には、国立国際医療研究セ

ンター病院に感染疑いの患者が複数受診に訪れたことで国内流行の可能性が浮上し、非公式に専門家を招集する動きが始まった。国内の緊急事態への備えを活用して専門家の非公式を含むネットワークが対策に強く貢献した。

その後も、クラスター対策班、専門家有志の会などの組織やネットワークの中で、疫学、感染症、臨床、コミュニケーションなどの専門家が、それぞれの専門性を活かし、多くのエビデンスを積み上げていった。まさに、関係する専門家と研究者がオールジャパンでCOVID-19に立ち向かった。

②コミュニケーション

新型コロナ対策において、様々な言葉が使用され、その多くは人々の行動変容に寄与した。それらのいくつかは専門家によって意図的に使用され、専門家の役割としてヘルスコミュニケーションやリスクコミュニケーションが注目された。危機管理においては、リスクコミュニケーションが重要で、専門家会議とその後の新型コロナウイルス感染症対策分科会にもコミュニケーションの専門家は参加していた。

専門家はエビデンスをもとに、時に専門用語も踏まえ、「3密」「クラスター」「ニューノーマル」「オーバーシュート」「サーキットブレーカー」「正念場」などの言葉を使用した。これらの目新しい言葉は、メディア等を通じて広がり、行動変容を促すために必要な国民の新型コロナウイルスへの関心を高めさせることに寄与した。

4 専門家が直面する "壁"

本章のキーワードの "壁" とは、専門家がエビデンスを政策に反映させる際に直面する障壁としての壁である。

専門家は、エビデンスを重視し、それを政策に反映させようとする。あるいは、反映するのが当たり前と考えがちである。しかし、そもそも政策は、エビデンスのみならず、他の様々な要因や多くの利害関係者の影響を受けて決定に至る。

国や自治体で政策が決定される際、通常、委員会が設置され、そのメンバーとして専門家が "学識経験者" として参加する。多くの場合、事前に行政の中で対策案（"解" あるいは "腹案" とも呼ぶことができる）が準備され、専門家はそれにお墨付きを与える役割を持つ。会議の前に、すでに妥協点や落としどころが

決まっているのである。専門家には、対策案の意図等を確認し、対策案へ若干の（あくまで若干の）修正の意見は求められるが、対策案を翻したり、真っ向から否定したりすることまでは期待されない。そもそも、否定するとわかっている専門家は委員会のメンバーには指名されない。委員になると、委員であることに満足し、示された政策案を詳しく議論し、反対することは少なくなりがちである。俗に"御用学者"と言われる専門家を生むこともある。

　このように、国や自治体等の政策決定の場では、専門家と政策決定者は一定の（そして、暗黙の）ルールの中で協力し合い、本気で両者の相違に向き合う機会は多くない。そうした従来からの関係性が、COVID-19対策での専門家と政策決定者をいびつに見せてしまった背景としてある。通常あるはずの解や妥協点が十分に準備されない中で、これまで経験のない真正面から本気の議論を行うことになったのが今回であった。

　専門家（主に研究者）と政策決定者（および実務者）との間のこのような違いは、すでに健康政策学の中では指摘されている（**表 6-2**）[11]。研究者は妥協を許さないが、政策は妥協の産物である。研究者はエビデンスを不確実性が伴うものと考えるが、政策には確実なものが求められる。そもそも両者は相容れない関係性なのである。

表 6-2　研究者（本章での専門家に相当）と政策実務者（本章での政策決定者含む）との違い（文献 11 より作成）

	研究者	政策実務者
仕事	明確で一般化できる結果を生む科学的方法による研究	妥協と交渉による非計画的な仕事
文書・言葉	専門用語を用いる	わかりやすい一般用語を用いる
研究の位置付け	研究成果がすべて。ただし、常に不確実性を伴う	研究はあくまでインプットのうちの1つ。ただし、研究成果は"確実"なものとして用いる
評価する人	ピア（研究者仲間）、研究助成を出す人・団体	政治家、時に一般住民
キャリア上で大事なもの	実践よりも論文	政策の良好なマネジメント、成功する政策への参画
訓練と知識	ある分野に特化した高いレベルの訓練。政策決定過程についての知識はほとんどなし	通常、融通が利くことを期待されたジェネラリスト。科学的訓練はほとんどなし

では、壁を越える手段として何があるのだろうか？　キーワードの1つは"アドボカシー"である。アドボカシーは、「ある特定の健康目標やプログラムに対する政治的コミットメント、政策支援、社会的な受容や制度的支援を得ることを目的に行われる個人的及び社会的なアクションの総体」とされる[12]。アドボカシーの具体的な方法には、政策決定者との直接的な対話や交渉、メディア等を用いた国民への情報提供なども含まれる。コロナ禍で専門家のとった手段は、まさにアドボカシーそのものであると言える。そして、専門家や研究者が、政策決定に影響を与えたいのであれば、エビデンスの蓄積と公表以外にも、アドボカシー活動を行い、継続する必要がある。

5 事例：海外や自治体から

　前節まで日本の中央政府における事例を見てきたが、海外や国内自治体はどうだろうか。

5.1　海外

　ニュージーランドの感染症対策を担当したのは、公衆衛生学者である保健省のアシュリー・ブルームフィールド長官であった。彼は感染症の専門家ではないため、オタゴ大学公衆衛生学部のマイケル・ベイカー教授などの助言を得た上で、ジャシンダ・アーダーン首相同様に自ら政策について説明していた[13]。

　一方、エビデンスを軽視した国の代表は、経済優先の政策をとった米国である[14]。トランプ政権下、専門家であるアンソニー・ファウチ氏（米国立アレルギー・感染症研究所所長）の意見は政策に反映されず、感染者数は世界で最も多くなった。大統領交代後、ファウチ氏の意見は政策に反映され、ワクチンの普及もあり、感染者は減少傾向となった。世界に誇る米国疾病管理予防センター（CDC）のお膝元で、エビデンスに基づく対策が十分に行われなかったことは、専門家と政策決定者との難しい関係性を物語る。

　台湾は専門職が大きな役割を果たした好事例である[15]。いち早くコロナの封じ込めに成功した台湾の指揮を執ったのが、陳時中氏である。歯科医である陳氏は、民間人でありながら衛生福利部部長（保健相に相当）を務め、連日、質問が尽きるまで会見を行った。当時の副総統の陳健仁氏は、米国ジョンズホプキンス

大学公衆衛生大学院で博士号を取得した公衆衛生の専門家である。このような公衆衛生のプロフェッショナルが行政の中枢にいることが台湾の成功をもたらした。今後の我が国の1つの方向性を示している。

5.2　自治体

　北海道は最も初期に感染が広がったこともあり、鈴木直道知事による独自の緊急事態宣言を発出し（2020年2月28日）、国の専門家会議、クラスター対策班の全面協力を求めて感染拡大を抑制する方針をとった。賛否あるものの、鈴木知事が北海道大学大学院教授（当時）であった西浦氏の感染者数の試算をいち早く取り入れたことは英断とも言える。

　東京都は、中央政府より早めに感染の危機を住民に伝えてきたが、助言を行った専門家はほとんど前面には登場していない。当初、西浦氏との共同会見もあったが、その後は、新型コロナウイルス感染症モニタリング会議で複数の専門家の意見を聞きながら政策決定を行い、小池知事が単独の記者会見で発表する形をとっていた。会議の状況は、ライブにて配信され、情報公開を強く意識していた。同様に、大阪府も吉村洋文知事が前面に登場した。大阪府の専門家会議は、臨床系の研究者が主であった。このように、自治体では多くの場合、「専門家の意見を聞いて」という言葉を用いたものの、首長が前面に出て政策を公表し、説明し、質問に答えていた。対策の成否はともかくとして、専門家と政策決定者が各々の役割を分担した、健全な関係性を保っていたと言える。

　和歌山県では、仁坂吉伸知事の指揮の下、県福祉保健部の医師・野尻孝子技監らが保健所の余力を計算することで濃厚接触者の追跡を可能な限り拡大して感染制御を行い、「和歌山モデル」として国内外で称賛される成功例となった。外部の専門家だけではなく、行政内の専門職がその機能を十分に果たしていた。

6　公衆衛生の専門職

　これまで、専門家、すなわち、政策決定を行う国や地方自治体の行政の外部から助言を行う人のことを述べてきた。一方、内部にも専門的な知識を持つ者が存在する。ここでは"専門職"と呼ぶ。

6.1 専門職の役割

　国や地方自治体には公衆衛生の専門職がいる。多くは、医師、歯科医師、薬剤師、保健師、看護師、管理栄養士等の医療系の資格を持つ者である。厚生労働省の医系技官（医師）、地方自治体・保健所の保健所長（原則、医師）や保健師などが代表的な専門職である。

　COVID-19 対応において、行政内の専門職がどのような役割を果たしたかについて十分に検証する資料は乏しい。例えば、厚生労働省の医系技官のトップである医務技監は、厚生労働省の職員で医師免許を持ち、より専門的な見地から国の政策を進めるために 2017 年に設置されたポストである。コロナ禍では、当初、鈴木康裕氏が、2020 年 8 月 7 日以降は福島靖正氏が医務技監を務めている。鈴木氏は官邸との間に確執があったことも指摘されるが、専門的な知識を持つ者として首相とのミーティングを連日持つなど（福島氏も同様）、そのポストに期待された役割を果たしてきたと言えるだろう。医務技監が専門家と政策決定者の間に介入し相互理解と方針の集結を担う、すなわち、両者の間にある"壁"をなくす働きをしていた。医務技監が専門家として、首相や大臣の会見に同席するなど、自ら前面に出ることが理想かもしれないが、対策本部が内閣府にあったり、担当大臣が厚生労働大臣ではなく経済再生担当大臣であったりすることから実現は難しかったことだろう。

　なお、尾身氏は厚生労働省の医系技官を経て、WHO 西太平洋地域事務局の職にいた。WHO の職員は"国際公務員"であることからすれば、尾身氏は"専門家"よりは"専門職"としてのキャリアを積んでいる。専門職として経験を持つ尾身氏が、専門家と政策的意思決定者との間の調整役となり、また、医務技監的な役割を代わって果たすことになったとも言える。

6.2 人材の育成

　コロナ禍で課題となった人材の育成と確保は、今後最も力を入れなければならないことの 1 つであろう。成功事例として、感染症と災害医療の人材育成がある。1980 年代後半からの新興・再興感染症の流行や薬剤耐性菌の問題、2000 年の沖縄サミットでの「沖縄感染症対策イニシアティブ」などを背景に、特に医療機関での感染症治療の人材育成が進められた。まだ十分とは言えないものの、国立感染症研究所、国立国際医療研究センター、検疫所等での人材や教育プログラムも

充実してきた。特に、国立感染症研究所の実地疫学専門家養成コース（FETP）の修了者が接触者追跡チームを担い、大きな役割を果たしている。災害医療では、毎年のように発生する自然災害時に対応して災害派遣医療チーム（DMAT）を中心とした人材の育成と確保が進んだ。COVID-19対策で中心になったのがこうした人材であった。

　課題は、公衆衛生の専門職の育成である。前出の報告書[1]でも触れられているように、社会医学系専門医プログラムや公衆衛生大学院（SPH）のような機関があるが、COVID-19の対応には十分な役割を果たしていたとは言えない。注目された保健所等の行政の職員（特に保健師）について、量的（人数）な課題は取り上げられているものの、質的な課題については今後の検討が必要である。和歌山県の事例で触れたが、行政内部の医師（公衆衛生医師）の果たす役割は大きい。保健所数の減少に比例して減少した職種の1つである公衆衛生医師、もしくはそれに代わる高度な専門知識とスキルを持った人材の育成と確保は、今後の鍵になるであろう。

7 結論

　専門家は、過去の経験や持ち合わせる最新の知識と技術、自分たちのネットワークを総動員し、政策に応用することを試みた。しかし、そこには政策決定者との間に壁があった。その壁は、専門家（特に研究者）と政策決定者との間に構造的に常に生じる壁の延長上にある。今回、十分なエビデンスがなかったこと、政策決定者が対策案を十分に準備することが困難であったこと、そして、政策の社会的影響があまりに大きかったことなどから、その壁は大きく立ちはだかった。特に、COVID-19の影響の甚大さとそれに対処する政策の不十分さを強く認識した専門家には、その壁はさらに高く厚く感じられた。

　そこで、彼らは、"ルビコン川を渡る覚悟"で、"前のめり"になり、自ら表舞台に立つことを選んだ。記者会見、マスメディア、SNSなどを通じて、直接国民に情報を提供し、訴え、時に政策決定者との間の壁を破壊し、飛び越えようとした。一方で、尾身氏を先頭に、政策決定者との粘り強い交渉も行われた。いびつに見えた関係は、専門家が与えられた条件の中で、自らの意見を政策に反映させるために構築したものであったとも言える。つまり、壁にドアを作り、それを

開ける鍵を手にし、専門家は政策決定者とつながりを持ち続け、十分とは言えずとも、エビデンスを政策に反映させることに成功したのかもしれない。

8 教訓

"壁"を認識する

専門家はエビデンスを強調するが、政策にとってエビデンスは意思決定する際の材料の1つに過ぎない。専門家と政策決定者とは、エビデンスに関する考え方、言葉、常識などでの違いがあり、専門家が政策に関わる際にはいくつかの壁がある。そのことを、専門家も政策決定者も認識しておく必要がある。

"壁"を打開する手段を持つ

エビデンスに関するその壁を越える手段を、専門家も政策決定者も習得する必要がある。手段は、エビデンスをわかりやすく説明したり、粘り強く説得したり、うまく交渉したりする能力、日常からの人間関係、あるいは、医務技監のような仲介人物の配置だったりするのかもしれない。時には、壁を飛び越したり、壊したりするような勇気が必要な時もある。政策に関わるためには、アドボカシーの実践や能力向上が求められる。

コミュニケーション能力を高める

専門家は、政策決定者や人々との間のコミュニケーションや情報提供の能力を求められる。人々の疑問を解消し、安心を与え、適切な行動に導くためのリスクコミュニケーションとヘルスコミュニケーションのスキルを学ばなければならない。公的な場において、わかりやすく人々に説明したり、質問に答えたりすること、あるいは、メディアやSNS等を通じた情報提供の技術を学ぶ機会が望まれる。

次世代の専門家と専門職を育成する

日本のCOVID-19を収束あるいは終息させるに当たって、専門家会議等で苦闘している尾身氏らの貢献は計り知れない。彼らの献身には心から敬意を表する。次のパンデミック等の公衆衛生の危機に対処できる次世代の人材を育成する必要がある。都道府県、市町村、保健所ごとに尾身氏（のような専門職）、大学や研究機関ごとに西浦氏（のような公衆衛生の専門家・研究者）がいれば、COVID-19の時とは違った景色で危機を乗り越えることができるだろう。

参考文献

1）一般社団法人アジア・パシフィック・イニシアティブ．新型コロナ対応・民間臨時調査会調査・検証報告書．東京：ディスカヴァー・トゥエンティワン．2020.

2）首相官邸．新型コロナウイルス感染症対策本部．2020．https://www.kantei.go.jp/jp/singi/novel_coronavirus/taisaku_honbu.html

3）コロナ専門家有志の会．2020．https://note.stopcovid19.jp/

4）厚生労働省．新型コロナウイルス感染症対策の基本方針の具体化に向けた見解．2020．https://www.mhlw.go.jp/stf/seisakunitsuite/newpage_00006.html

5）西浦博，川端裕人．理論疫学者・西浦博の挑戦　新型コロナからいのちを守れ！．東京：中央公論新社．2020.

6）m3.com．政府との狭間「ルビコン川を渡る覚悟」で決断―尾身茂・新型コロナウイルス感染症対策分科会会長に聞く．2020．https://www.m3.com/news/iryoishin/854568

7）コロナ専門家有志の会．次なる波に備えた専門家助言組織のあり方について．2020．https://note.stopcovid19.jp/n/nc45d46870c25

8）m3.com．「前のめりになった専門家会議」、政府との関係性明確化を提言．2020．https://www.m3.com/news/iryoishin/790628

9）朝日新聞DIGITAL．政治家、覚悟のかけらもなかった「8割削減」西浦教授．2021．https://www.asahi.com/articles/ASP415R7WP3RUPQJ00G.html

10）広野真嗣．「尾身会長vs政府」苦悩する科学者たち．文芸春秋．2021; 3月号: 134-143.

11）Buse K, et al. Making Health Policies. New York: Open University Press. 2012.

12）Shilton T. 非感染性疾患予防に向けたアドボカシー ―日本におけるキャパシティ・ビルディング．日健教誌 2016; 24: 110-117.

13）BBC　News Japan. 科学と共感力で「成功」NZに注目集まる　各地でロックダウン緩和の動き．https://www.bbc.com/japanese/52364479

14）栗田路子、他．コロナ対策各国のリーダーたちの通信簿．東京：光文社新書．2021.

15）藤重太．台湾のコロナ戦．東京：産経新聞出版．2020.

（リンク先は2021年4月1日アクセス可能）

クリティーク：専門家からのひとこと

　渦中にいた者としては、最も判断が難しい局面は、データなどが少ない初期であろうと漠然と思っていた。2009年の新型インフルエンザH1N1の際には、当初のデータがない時期から次第に検査と効果的な抗インフルエンザ薬、そしてワクチンが国産で得られたりといったことで、日本は諸外国と比較しても死亡者も少なく乗り越えることができた。

　しかし、今回はまったく違い、第2波、第3波と対応は困難を極めた。特に旅行や飲食の仕事に関わる方は生活が困窮したり、医療は崩壊をしたりした。感染症対策と経済活動はいずれも市民には不可欠であるが、感染症対策と経済活動が対立ともとれるようなこともあるなど、社会を分断するようなことも様々な場で見られた。武器となるものは増えたものの、その使い方は必ずしも容易ではなかった。専門家としては、役所や政治家に意見をまとめて提言する機会があったが、時に危機感を共有できず、対応が遅れたこともあった。

　都道府県知事が、新型インフルエンザ等対策特別措置法の下で市町村も含めたリーダーとしての役割が求められた。政令市との関係が必ずしも良好でない場合には対策の遅れや不協和音も聞かれた。こうした地方自治のガバナンスの在り方もこの機会に検討が必要であろう。

　対策は、始めることも難しいが、やめることも難しい。必要なくなっても、なかなかやめられない。専門家としてもやめるということを提案するのは容易でないことも多かった。自治体それぞれが意思決定してやめるという判断をすることは許されていたとしても、自治体は国からやめてよいという文書を待ち望んだことも多い。それにより少ないリソースを無駄にしたこともある。

　教訓は様々あり、タイミングを逃さず走りながらでも変えていく必要がある。

国際医療福祉大学医学部　教授

和田　耕治

宮村達男（監修）・和田耕治（編集）. 新型インフルエンザ（A/H1N1）：わが国における対応と今後の課題. 東京：中央法規出版. 2011.
https://www.chuohoki.co.jp/topics/info/2001291648.html（2021年6月26日現在、無料公開中）

第7章

7

必要な情報は届いたか？

——リスクコミュニケーションの観点による発信者別のメッセージ

後藤 理絵・加藤 美生

リスクコミュニケーションとは、単にリスクに関する情報を一方的に発信することではない。受け手への共感と信頼関係の下、届きやすいメッセージをデザインし適切なチャネルで伝達することで、適切な行動を促すことができる。一方、誤ったメッセージをデザインしたり不適切なチャネルで伝達したりすると、誹謗中傷などの不適切な行動を引き起こす。雑多な情報が錯綜するコロナ禍において、受け手は必要な情報を取得し、適切な行動をとることができただろうか。本章では、健康危機発生時のコミュニケーションの観点から、政府や地方自治体、専門家、マスメディア、そして、市民が伝えたメッセージを読み解く。

1 はじめに

2020年の第37回ユーキャン新語・流行語大賞は年間大賞「3密」を筆頭に、トップテンのうち実に8語がCOVID-19に関連していた。我々の関心が新型コロナウイルスにいかに影響を受けたのかを如実に表している。

リスクが目に見えない場合、人のリスク認知はさらに高まり不安になりやすい。パンデミック発生当初、特定の感染対策は明らかでなく、手洗いや咳エチケットなどの一般感染対策の徹底が示されるのみであった。また、いわゆる3密の回避などの予防策が示されたが、具体的な行動は個人に委ねられた。我々は未知への恐れを抱えながら、自らに必要な情報を入手し、意思決定して、適切な行動をとらなければならなかった。

2009年の世界的なH1N1新型インフルエンザ感染症パンデミックから約10年が経った。危機発生時のリスクコミュニケーションは情報通信機器やインターネット、ソーシャル・ネットワーキング・サービス（SNS）の発展でさらに複雑になった。政府や地方自治体は、市民の命を守る使命を持ち、感染リスクやその対策について情報発信した。専門家は政府や地方自治体、時にはマスメディアを通して、感染症対策について情報発信した。マスメディアはその情報源を国際機関や政府以外に市民にも探し求め、多様な課題を社会に提示した。そして、これまで危機発生時に情報弱者であった市民はSNSという強力なツールを用い、情報発信者になった。

一方、危機が起こるたびに繰り返してきているように、誹謗中傷などの不適切な行為が散見された。感染者自身やその家族、陽性者のあった会社や学校、そして治療に当たる医療従事者に対しても差別的言動があった。これらの言動によるネガティブなメッセージは継続的にSNS・マスメディア間の往還によって増幅されていった。

本章では、危機発生時のリスクコミュニケーションで交わされたメッセージを、主な発信者別に分析する。

2 政府と地方自治体

2.1 感染症対策による行動変化の例：テレワーク・時差出勤呼びかけ後の人流

2020 年 2 月 25 日、日本政府は「新型コロナウイルス感染症対策の基本方針」を示し、テレワークや時差出勤の推進等を企業に強く呼びかけた。緊急事態宣言の発出前後の主な駅の利用状況（**図 7-1**）[1] を見ると、呼びかけ直後、人流は通常の約 80％に減少し、宣言発出直後には 30％近くまで激減した。解除後は少しずつ増加し 80％前後で推移した。そこで、こうした行動変容に関連した政府や地方自治体の首長のメッセージを分析した。

2.2 政府

2020 年 1 月 6 日に原因不明の肺炎症例が公表されて以来、2021 年 1 月末までに、政府によるメッセージは首相の記者会見（ぶら下がり含む）27 回[2] や官房

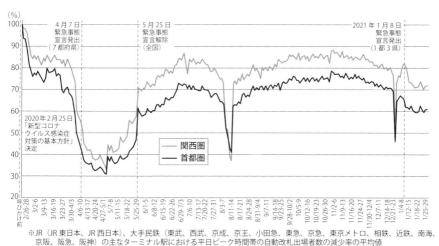

※JR（JR 東日本、JR 西日本）、大手民鉄（東武、西武、京成、京王、小田急、東急、京急、東京メトロ、相鉄、近鉄、南海、京阪、阪急、阪神）の主なターミナル駅における平日ピーク時間帯の自動改札出場者数の減少率の平均値
※数値は、呼びかけ前を 100 とした場合の指数
※「呼びかけ前」は、2 月 17 日の週の特定日
※ピーク時間帯は、各駅において 7:30 〜 9:30 の間の 1 時間で最も利用者が多い時間帯
※主なターミナル駅は、以下の通り
　首都圏：東京、新宿、渋谷、品川、池袋、高田馬場、大手町、北千住、押上、日暮里、町田、横浜
　関西圏：大阪・梅田、京都、神戸三宮、難波、京橋

図 7-1　緊急事態宣言の発出前後の主な駅の利用状況（文献 1 より作成）

長官による定例記者会見（通常1日2回）、新型コロナ対策担当大臣による会見154回[3]、厚生労働大臣による記者会見119回[4] の他、首相官邸や省庁の報道資料、ホームページや政府インターネットTV、SNSなどで伝えられた。

　新型コロナウイルスが初めて言及されたのは、厚生労働大臣による記者会見（1月7日）での質疑応答の時だった。前日に発表されていた報道資料（1月6日付）に基づく記者からの質問に対して、省として注視している旨が回答された。そこから浮かび上がるメッセージは「政府はきちんと対応している」ことであり、行動変容につながる国民へのメッセージはなかった。

　「テレワーク・時差出勤の推奨」が初めて言及されたのは、2月16日の厚生労働大臣記者会見で同席していた専門家会議の脇田座長の説明の中だった。この後、新型コロナウイルスに関する初めての首相による記者会見（2月29日）で、全国一斉休校と大規模イベントの自粛要請の施策が発表された。テレワークと時差出勤等が企業に強く呼びかけられたことで、大都市の人流減少など全体的に外出自粛につながったようだ[5]。

　首相による記者会見は月2回程度を維持したが、本件に関する記者会見は新型コロナ対策担当大臣が担うことで、政府のメッセージの送り手は一元化された。米国疾病管理予防センター（CDC）の Crisis and Emergency Risk Communication（以下、CERC）[6] によると、同じメッセージを複数の信頼の高い人から発信することが推奨されている。今回、同一人物がスポークスパーソンとして情報発信したが、受け手はそのスポークスパーソンに繰り返し接したことで、その人物への好意度や印象が高まり、政府と市民・マスメディアとの距離が近くなったというメリットもあった。

　政府などの責任機関には、リスクを適切に規制し、そのことを人々に情報提供する責務（＝制度的義務）があり[7]、その義務は果たされていた。しかし、危機発生時には、送り手は「迅速に」「正しい」情報を提供し、受け手に「共感し」「行動を促し」受け手を「尊重」し、受け手から「信用され」ることが原則である。初めての記者会見で医療従事者や関係者へ感謝の意を伝えたことや「私たちは必ず乗り越えることができる。そう確信しています。」と述べられたことは、CERCの6原則（**表7-1**）に基づいている。一方、「本当に大変な御苦労を国民の皆様にはおかけしますが、改めてお一人お一人の御協力を、深く深くお願いする次第であります。」は、言葉は丁寧だが、受け手である市民の主体性が軽んじられてもいる。日本社会でよく見られるお願いする側とされる側の構図から、パ

表7-1 CERCの6原則 （文献6より作成）

原則	説明
原則1：「最初に」	情報を最初に、迅速に発信することで、信用できる情報提供者として人々の記憶に残る。
原則2：「正しくある」	正確な情報は、人々に最善の意思決定をさせられるだけでなく、情報提供者としての信用を獲得するのに不可欠である。
原則3：「信用される」	「正直さ」と「誠実さ」を妥協してはいけない。「原則2：正しくある」でわからない時には正直にわからないことやその解明のために何をしているのかを説明したり、不適切さや誤りに気付いた時には誠実さを持ってそれを認め、最新情報を提供し続けることが重要である。
原則4：「共感の言葉を述べる」	人々が感じている恐怖や不安、陥っている困難な状況に気付いていることを伝え、人々とともにある姿勢を示す。
原則5：「行動を促す」	リスク回避・軽減行動や解決に向けての行動を、短く、簡潔明瞭に、肯定的な表現で、繰り返し、一貫性を持って伝えることが重要である。
原則6：「尊重の気持ちを示す」	相手を尊重するコミュニケーションをとることが、特に大切である。人々の価値に気付くことで、協力関係やラポールの構築が促されやすくなる。

ターナリズム（父権主義）を感じさせる一文であったと言えよう。

　ところで、2003年の重症急性呼吸器症候群（SARS）を経験した台湾では、パンデミック初期（2020年1月22日）、総統府が「総統は市民に対し、落ち着いて通常の日常生活を維持すること、政府が提供する疾病情報に注意を払うこと、個人の衛生習慣を強化することなどを求めています。これらの行動は潜在的なアウトブレイクの脅威を回避するのに役立ちます。（著者訳）」と発表した[8]。その2日前には省庁横断で指揮監督する中央伝染病指揮センターが設置され、センター長らは、毎日の定時会見で最新状況や管理体制の情報公開を行った[9]。さらに、台湾政府は国民の不安やニーズをSNS分析で収集し、迅速に対応した。例として、ピンク色のマスクを着用した男子が小学校でいじめられたことへの対応が挙げられる。SNSモニタリングからこのいじめを知ったセンター長らが、翌日ピンク色のマスクを着用して定例記者会見に臨み「ピンク色を含めて何色でもマスクは感染防止に役立ちます」と伝え、先手でスティグマを回避した。この迅速な対応は多くのメディアで取り上げられた[10]。

シンガポールも SARS 経験国である。2020 年 2 月 8 日に行われた首相による正式な記者会見において [11]、特筆すべきは不適切な行動をとった国民の心理状態への理解と警告であった。「試されているのは、私たちの社会的結束力と心理的レジリエンスです。恐怖や不安は人間の自然な反応です。……しかし、恐怖心は、ウイルスそのものよりも害を及ぼすことがあります。パニックに陥ったり、ネットで噂を流したり、マスクや食料を買いだめしたり、特定の集団のせいにしたりと、事態を悪化させる行為をしてしまうのです。勇気を持って一緒に乗り越えましょう。（著者訳、途中省略あり）」同国の保健省ホームページには感染予防に関する情報やデータを絵や図表で表現すること（インフォグラフィック）[12] で、飲食店や店舗などでの各言語話者に対応している。

　ニュージーランドは早期に海外からの入国を停止した数少ない国の 1 つである。2020 年 3 月 14 日に首相が「この（ウイルスとの戦いの；著者追加）旅は、私たちがどのように協働するかにかかっています。私たちは政府として必要なあらゆる手段を講じていますが、皆さんにもお願いします。私たちは皆、果たすべき役割があります。隣人を、家族を、そして友人を大切にしましょう。（著者訳）」と述べ、具体的に「国民一人一人が担うべき役割があること」と「寛容な社会を築くこと」の 2 つのメッセージを伝えていた [13]。

　英国では、2020 年 3 月 9 日に首相が Chief Medical Officer（主席医務官）と Chief Scientific Adviser（首席科学顧問）とともに記者会見に臨んだ。首相自身は医学的な情報に触れず、感染状況のモニタリングなど政府の対応がしっかりと行われていることを強調した後、「現状で、私たちができる最善のことは、石けんで 20 秒間手を洗うことです。……しかし、もし私たちがお互いに気を配り続け、国民一丸となって力を合わせれば、私たちはきっとこの課題に立ち向かうことができると信じています。（著者訳、途中省略あり）」[14] と、個人が行う具体的な行動と互いに気を配ることでこの事態に打ち勝つことができると述べることで行動変容促進のメッセージを伝えた。その後の感染者数や死者数を考えると空虚に聞こえるかもしれないが、当時のメッセージとしては CERC の 6 原則に基づいたものだった。

　国のリーダーによるメッセージは、リーダー自身の人柄や外見、それまでの言動による信頼、国の文化や社会情勢に影響を受けるため、誰でも単純に言葉を真似すればよいという訳では決してない。しかし、CERC に基づいたコミュニケーション手法や上記に挙げたいくつかの好事例を参考にできるだろう。

2.3 地方自治体の首長

　地方自治体の首長らも定期的な記者会見やホームページへの動画掲載などで情報発信を行っていた。ここでは、東京都と大阪府の首長の会見でのメッセージを分析した。

　東京都知事は 2020 年 3 月 25 日の会見 [15]で、「オーバーシュート」や「感染爆発」などの言葉を使って、感染状況の懸念がさらに高まっていると説明し、ロックダウンなどの強力な措置を取らざるを得ない状況が出てくる可能性を示唆した。「感染爆発重大局面」と「NO!!3 密」と書かれたパネルを自らの顔のすぐ横に掲げていたが、写真や映像になった時に切り取られないように考えられていたのかもしれない。パネルを用いて発信することで、伝えたい内容が視覚的に残り、映像や画像を必要とするマスメディアや SNS で使用されやすく、行動変容につながる具体的な情報が伝わりやすかった。"フリップ芸"と揶揄されることもあるようだが、緻密に計算された、効果的なメッセージのデザインとコミュニケーションチャネルの選択だったと言えよう。

　大阪府知事の記者会見も行政対応に関する情報が大部分を占め、府民への共感の言葉が少なかった [16]。一方、感染状況を知らせる独自基準「大阪モデル」で警戒を呼びかけるため、他の都道府県よりも先に大阪府新型コロナ警戒信号を設定した。大阪府のシンボルである通天閣や太陽の塔のライトアップを利用し、信号の赤、黄、青と提示 [17]することで情報通信機器に頼らないコミュニケーションチャネルが使われ、情報格差を考慮したリスク情報提示だった。

　いずれも、2020 年 1 月 22 日（大阪）と 1 月 24 日（東京）の知事記者会見で「冷静な対応をお願い」した。しかし、受け手への共感を示さない場合はこの「お願い」は効果的でないことがリスクコミュニケーション研究で示されている [18]。他の日の会見語録にも受け手への共感や尊重を示す言葉が添えられていなかった。

3　専門家

　「クラスター」や「オーバーシュート」「3 密」「ニューノーマル」などの新しい言葉で人々の注意を促したのは専門家であった。専門家は様々な立場にあり、

政府の科学的専門家助言組織（政府に最も近く、エビデンスに基づいた助言を行う。以下、専門家助言組織）、医師会や学術団体など職能や学術分野の団体、コロナ患者の治療に当たる医師や病院関係者、そして個の専門家が該当する。紙面の都合上、本節では専門家助言組織と個の専門家のメッセージについて述べる。

3.1　専門家助言組織

　医学的な助言を得るために、政府は専門家助言組織を設置した。これまで、専門家が市民に向けて直接情報発信することはなかった。けれども、座長である脇田隆字氏が述べているように「専門家の役割は、科学的知見を収集・分析して政府に助言をするだけでなく、公衆衛生上の観点から感染予防や感染拡大防止に資する対策案も提供することであると考えた」[19] ため、2020 年 2 月 24 日、専門家会議は初めて記者会見を実施し、専門家会議が行っていることや分析していることを直接市民に伝えた。「新型コロナウイルス感染症対策の基本方針の具体化に向けた見解」を確認すると、語るように文面がつづられており、読みやすく理解しやすい。しかし、CERC6 原則に基づく「今後様々な情報が発信されるが、信頼できる情報源であるか確認してください」と「まだ不明なことが多いですが、定期的に情報発信します」、そして共感の言葉、の 3 つの要素のいずれも記載されていなかった。一方、専門家助言組織は大臣らの会見に同席し、メッセージの送り手（専門家）がエビデンスに基づく情報を伝えることで、受け手（専門家以外）との信頼構築が進み、理解促進や行動変容につながったのかもしれない。

3.2　個の専門家

　感染症や公衆衛生だけでなく、教育や経済など様々な分野の専門家が、政府や専門家助言組織が発信した情報を分野横断的に解説した。専門家助言組織関係者を含めたコロナ専門家有志の会は、インターネット上で特定のトピックについて情報発信することで、感染予防行動促進の役割を担っている[20]。また、ノーベル賞受賞者の山中伸弥氏は特設ホームページを作成し、他の専門家と連名で国の政策方針に対する要望声明を公表するなど情報発信を行っている[21]。

　一方で、政府の専門家助言組織の見解と異なるメッセージ（例：早急な PCR 検査拡充、クルーズ船の感染対策など）を伝える専門家も存在した。個の専門家らは SNS を使って容易に情報発信を行うことができるため、他の専門家や一般ユーザーから意見を受けることで、インターネット上で活発な議論が行われた。

このような行動自体は平常時でも受け手の集団極性化（集団で討議を行うと討議後に人々の意見が特定方向に先鋭化するような事象で、特にインターネット上の事象はサイバーカスケードと呼ばれる）が指摘されているが、危機発生時には特に懸念が大きくなる。様々なデータからの情報発信が容易である現在、職能団体や学術団体からのエビデンスに基づいたリスクコミュニケーションがこれまで以上に求められる。

4 マスメディア

現代は、マスメディアやソーシャルメディア、リアル空間の3つの異なる特性をもったメディアが重なり合い、お互いに作用している。本節では、現代のマスメディアが伝えたメッセージについて述べる。危機発生時リスクコミュニケーションにおいて、マスメディアは以下の2つの重要な役割を担う。

4.1　役割1：リスクに関する情報を迅速に提供し人々の安全に寄与する

ウイルスや感染者数などの情報は、国際機関や政府、地方自治体、国立感染症研究所などの確立された情報源に基づいて定期的に発信された。初期の頃は海外での感染状況の変化を見せることで「未知のウイルス」への脅威を示したが、国内の感染が増えるにつれ「いかに感染予防するか」へメッセージがシフトした。2020年6月頃からは「経済をいかに回すか」のメッセージが増えてきた。マスメディアが発信するメッセージにより受け手は現在の状況を把握することができ、健康危機を「自分ごと化」できた。また、多くの記事やニュース、生活情報番組は、個人で行うことができる具体的な感染対策方法を取り上げ、絵図を用いたり出演者が実演したりすることで、受け手の自己効力感を高めていたようだ。

伝統的なマスメディアでは、インターネットやSNSにも記事やニュース動画を掲載することで、受け手のいずれかの情報収集網にかかるような工夫が見られた。複数のテレビ局や新聞社はホームページに特別サイトを設け、予防策データや相談窓口、感染者数データなどの情報をワンストップで閲覧できるように情報提供を行った[22]。Yahoo! Japanなどのポータルサイトも、一元化してリスク情報を取り扱っている。情報流通調査（総務省）によると、95％以上の人が平均1日に1回以上、20％程度の人が1日に10回以上、情報媒体に接触していた。また、

見聞きした情報媒体については、民間放送（テレビ、ラジオ、ウェブサイト等）（71.6％）が最も多く、次いでニュース系アプリ・サイトのYahoo! ニュース（62.6％）、NHK（50.5％）の順だった。ニュース系アプリ・サイトは83.2％を占めており、人々への情報伝達の担い手として重要な地位を占めていると言えるだろう。

4.2　役割2：責任機関が対策をきちんと行っているかを監視する

　マスメディアは感染症対策から生じる社会現象や課題を積極的に市民の声から拾うことで、責任機関の対策を監視した。また、独自取材を行うことで、政府からの情報では知り得なかった感染の後遺症や飲食店の経営状況などについて発信を行った。また、顧みられないことが多い対策実施側の様子も取り上げた。例えば、家族と会えずにホテルで数ヵ月暮らしている医療従事者、病院や療養用宿泊施設で清掃作業を行う人々、防護服を脱いだ後の汗が見える介護スタッフなど、実際の保健医療福祉現場の様子をドキュメンタリー映像で提示した。そのことで、視聴者の共感を生み、対策実施側の人々への感謝、自らの対策強化、行政などへの警鐘によって感染対策促進につながったのかもしれない。

　一方、PCR検査に関する報道は2020年1月末から7月末まで一定程度続いていた。2月24日の資料によると、専門家会議は「必要とされる場合に適切に実施する必要がある」「限られた検査の資源を重症化のおそれがある方の検査のために集中させる必要がある」との見解を示しており、3月初旬からは政府などに対しPCR検査体制の拡充を求めてきた。しかし、検査数が増加しないことと、「心配だから受けたい」欲求に「拒否された」ことへの不満（不安）が加わり、混乱の一途をたどった。受けたい人は必ず受けられるようにすべきとする群と、現実的に検査体制が整っておらず有限の医療資源を必要最低限で使うべきとする群との間に深い溝が刻まれていった。さらに、複数の生活情報番組で海外の検査状況と比較したり、市中の不満を際立たせる演出があったことで、火に油を注ぐ形になった。しかし、マスメディアが平常時の感染症対策（プリペアドネス）の重要性を再確認できた問題として提示したことの意義は大きいだろう。

4.3.　マスメディアとソーシャルメディアとの往還

　2009年の新型インフルエンザパンデミックでは見られなかったのが、マスメディアとソーシャルメディアとの往還である。マスメディアの情報発信力により、

ネガティブなメッセージが増幅されてしまうこともあった。緊急事態宣言発出後に、営業自粛しない店やマスク着用しない人に対して嫌がらせや脅迫する「自粛警察」や「マスク警察」が出現した [23]。他にも「他県ナンバー狩り」、帰省者・飲食店・医療従事者とその周囲への誹謗中傷、公園などで遊ぶ子どもを見て警察へ通報、パチンコ店来店客への過度な非難等が起こった。このような言動を行う人を世界的に Covidiots と呼ぶが、彼らの言動がまとめられ、マスメディアで提示されたことで、不特定多数の視聴者に対して混在したメッセージとなった。ある人は「感染対策しないでけしからん」と受け取り、またある人は「嫌がらせは行き過ぎな行動だ」と受け止める。このようにマスメディアが大々的に取り上げたり（議題設定効果）[24]、同じ内容を繰り返して提示したりすることで（培養理論）[25]、ネガティブなメッセージもしくは混在したメッセージが届けられ、さらに拡散されてしまった。

今回、国際的に懸念されているのがインフォデミックである。例えば、「〇〇人が原因だ」や「△△すれば感染しない」「□□が足りなくなる」などの情報は、最初に SNS で発信された。マスメディアは、SNS で話題になっている情報を速報で提示し、翌日もしくは数日後に取材や企業側からの発信により否定した。速報性を重視するマスメディアの場合、速く知らせなければとの思いが強く、時間が限られている中で報道しなければならないこともある。しかし、マスメディアの強みは多角的に批判・評価した情報を伝えることである。危機発生時にはその強みが視聴者の意思決定をサポートするだろう。

5 市民

5.1 情報発信者

情報通信機器やインターネット、SNS の発展により、多くの人は危機発生時に政府や地方自治体、専門家からの情報を直接取得できるようになった。特に SNS を容易に使うことができる人々の間で情報は発信され、共有され拡散された。例えば 2020 年 1〜7 月の Twitter 分析によると、投稿内容はマスメディア全体に対する不信感を根底にもつ批判的なものが多く、さらに投稿者の政治的立場を背景に感じさせる主張も多く見られた [26]。

SNS は人々の関心や感情を可視化できるため、感染症対策を担う側にとって、状況を把握する情報源となる。SNS を用いた感情変化の分析によると、「怖」の感情は 1 月中旬から下旬にかけピークに達した後、緩やかに下降し 3 月下旬に最小となり、また上昇に転じた[27]。これは 3 月の 3 連休付近で気の緩みが生じたことと、4 月からの感染者数増加の影響であろう。緊急事態宣言が発出された 2020 年 4 月に新型コロナウイルスの情報に用いられた用語は、「感染」「重症」「死者」「医療崩壊」が多く[28]、恐怖訴求から外出自粛などへの一定の効果が得られたと考えられる。人々の緊張感の緩みを SNS でいち早く検出することは、感染防止のメッセージデザインに有効な手段になるだろう。

5.2　ポジティブなメッセージを伝える

自らの感染リスクもありながら治療に当たる医療従事者に向け、Twitter などの SNS で直接感謝を伝えることが可能となった。日本では「＃医療従事者への感謝」のツイート数が約 20 万件にも上った。また、4 月 7 日の「世界保健デー」に合わせて、医療従事者に感謝と連帯の気持ちを表そうという動きが SNS で広がった。英国の市民が発案したとされる「クラップ・フォー・ケアラーズ（医療従事者らへの拍手を）」が各国に伝わり、医療従事者の出勤時や勤務交代時に拍手を送る活動が広がり、医療従事者への感謝を伝えた。

大阪府で感染者数が増加していく中、日に日に疲労の表情が増していく府知事に対し、「＃吉村寝ろ」とハッシュタグを付けた励ましのメッセージが相次いだ。これは、2011 年東日本大震災時の官房長官に対する「#edano_nero（枝野寝ろ）」でも見られたユーザー行動である。しかし、厚生労働省や国立感染症研究所、保健所などで感染症対策に従事している「見えない人々」への応援メッセージはなかなか可視化されないようだった。

多くの市民が共感を示し、ポジティブなメッセージを SNS で発信・拡散することで、その他の市民が危機への対応を「自分ごと」として受け止められたのではないだろうか。

5.3　ネガティブなメッセージが伝わる

間違った情報や誤解を招く情報も、SNS によって発信・拡散されてしまう（インフォデミック）。前出の情報流通調査によると、「新型コロナウイルスに関する間違った情報や誤解を招く情報（いわゆるフェイクニュース・デマ）」に接触し

た人は72％にも上った。特に初期の頃は、感染防止のための具体的な方法「○○は効果がある」が多く拡散されていた。その際、「正しい情報だと思った」人が8割を占めており、混乱した状況で情報の真偽を見極められないが、役に立つかもしれないと信じて拡散する情報行動は、今後のリスクコミュニケーションにおいて考慮すべき点であろう。

　一方、SNSを用いて、感染者の個人情報や写真、クラスターが発生した場所を特定し拡散するなど、誹謗中傷の不適切な行為が散見された。誤情報がツイートされる確率は事実のツイートよりも70％高く、6倍速く拡散するとの報告[29]もあるため、ファクトチェックなどの事実の拡散を徹底していく体制を整備する必要がある。FacebookやTwitter、YouTubeなどの企業がとった誤情報拡散防止対策がどのような効果をもたらしたのかは今後検証されるだろう。

　インフォデミックは個人の生命を危険に陥れるだけでなく、社会的スティグマを引き起こす可能性がある。保健医療に関する社会的スティグマとは、ある特定の特徴を持つ個人や集団を、特定の病気と否定的に関連付けることを指す[30]。COVID-19により、特定の地域や業種の人々にとどまらず、治療に当たる医療従事者など患者に接触した人に対しても、社会的スティグマや差別的な行動が引き起こされた。発信者として、市民は自らのリテラシーを向上させる責任がある。

6 結論

　本章では、政府と地方自治体、専門家、マスメディア、市民の4者の「メッセージ」を中心に分析を試みた。政府や地方自治体の首長の記者会見語録で、医療従事者を含め感染症対策に従事する人々への感謝の言葉が入っていたことは、新型インフルエンザが問題となった10年前と大きく異なる点だった。しかし、組織の対応について情報を伝えるあまり、国民や市民への共感の言葉が欠けていた。専門家は自らSNSで情報発信し、エビデンスと主張を伝えようとした。また、専門家が国や地方自治体の首長の会見に同席したことは、エビデンスに基づく情報の重要性を示すメッセージとなったかもしれない。マスメディアも大きく変化した。以前は不安を煽っていると指摘されがちだった朝や昼の生活情報番組では、視聴者の知りたいことを具体的に取り上げて、丁寧に説明しようとしていた（コメンテーターの発言を制御できなかったことも散見されたが）。各社の特設サイ

トは、感染者数や重症者数、死亡者数などが時系列で、かつ地域ごとに閲覧可能なため、視聴者の意思決定に大きく貢献したのではないだろうか。最も変化したのが市民だった。SNSはポジティブなメッセージもネガティブなメッセージも伝えてしまうことが明らかになった。さらに、SNSは市民の感情を随時検出できるので、施策や情報発信の評価に活用できる。

7 教訓

　コミュニケーションは、送り手と受け手が意図を記号化してやり取りすることである。この基本は危機発生時にも変わらない。しかし、危機発生時には、受け手の心理状態に特徴があるため、コミュニケーションを行う際には次の3点を考慮したい。

情報をもとに、受け手それぞれに届くようにメッセージをデザインする

　危機発生時、受け手は自分が持っている信念にしがみつき、メッセージを簡略化して捉えてしまう。そのため、CERCマニュアルではシンプルな言葉を使うことを送り手に推奨している。また、正直さや共感を言動で示すことで、受け手から信頼を得ることができる。メッセージは単なる情報ではない。

正確なメッセージを迅速に出す

　危機発生時のリスクコミュニケーションは時間との戦いである。発信が遅くなると、人は噂をし始めてしまう。正確なメッセージをデザインし、適時に発信するには、迅速に情報収集できる体制が必要である。危機の最中では、情報は流動的であり不確実さがついて回るが、メッセージは正確さを追求することができる。新しい情報がない時には、「現時点で得られる最善の情報である」や「今はわからない」が正確なメッセージである。

誰もが習得すべき、多様なメディアリテラシー

　多くのSNSユーザーは、「人のためになる」「役に立つ」「ここが間違っている」などの情報またはメッセージを発信・拡散する。多くの「情報」や「メッセージ」は吟味されず、特にネガティブなメッセージは拡散されてしまいがちである。送り手と受け手の双方がメディアリテラシー、すなわち、(1) 多様なメディアを主体的に読み解く能力、(2) 多様なメディアに主体的にアクセスし、活用する能力、(3) 多様なメディアを通じてコミュニケーションを創造する能力、を習得する必

要がある。また、自らの情報発信に責任を持つことはメディアリテラシーの一部であり、誹謗中傷、誤情報の拡散を抑制することができるだろう。

参考文献

1) 国土交通省．駅の利用状況（首都圏・関西圏：速報値）．https://www.mlit.go.jp/tetudo/content/001404297.pdf

2) 首相官邸．令和2年 総理の演説・記者会見など．https://www.kantei.go.jp/jp/98_abe/statement/2020/index.html

3) 内閣官房．新型コロナウイルス感染症対策ホームページ．西村大臣会見要旨．https://corona.go.jp/news/news_20200611_01.html

4) 厚生労働省．大臣記者会見．https://www.mhlw.go.jp/stf/kaiken/index.html

5) 一般財団法人アジア・パシフィック・イニシアティブ．新型コロナ対応民間臨時調査会 調査・検証報告書．東京：ディスカヴァー・トゥエンティワン．2020.

6) CDC. Crisis & Emergency Risk Communication（CERC). https://emergency.cdc.gov/cerc/index.asp

7) 石川ひろの．保健医療専門家職のためのヘルスコミュニケーション学入門．東京：大修館書店．2020.

8) Office of the President Republic of China（Taiwan). President Tsai responds to Wuhan coronavirus outbreak, convenes high-level national security meeting to issue disease prevention directives. https://english.president.gov.tw/NEWS/5967

9) ニュースイッチ．台湾政府に学ぶ感染症対策のリスクコミュニケーション．https://newswitch.jp/p/22153

10) Lyla Liu. Taiwan government officials wear 'girly' colored masks Male CECC officials don pink face masks during press conference to demonstrate color is not just for girls. Taiwan News. https://www.taiwannews.com.tw/en/news/3915248

11) PM Lee Hsien Loong. PM Lee Hsien Loong on the COVID-19 situation in Singapore. https://www.pmo.gov.sg/Newsroom/PM-Lee-Hsien-Loong-on-the-Novel-Coronavirus-nCoV-Situation-in-Singapore-on-8-February-2020

12) Ministry of Health, Singapore. CONTENT YOU CAN USE. https://www.moh.gov.sg/covid-19/resources

13) Rt Hon Jacinda Ardern. Major steps taken to protect New Zealanders from COVID-19. https://www.beehive.govt.nz/release/major-steps-taken-protect-new-zealanders-covid-19

14) The Rt Hon Boris Johnson MP. Prime Minister's statement on coronavirus（COVID-19). https://www.gov.uk/government/speeches/pm-statement-on-coronavirus-9-march-2020

15) 東京都．小池知事「知事の部屋」／記者会見（令和2年3月25日）．https://www.metro.tokyo.lg.jp/tosei/governor/governor/kishakaiken/2020/03/25.html

16) 大阪府．知事の記者会見．http://www.pref.osaka.lg.jp/koho/kaiken2/2kaiken.html

17) 大阪府．大阪モデル．http://www.pref.osaka.lg.jp/iryo/osakakansensho/corona_model.html

18) 吉川肇子，他．危機時における情報発信の在り方を考える　新型インフルエンザのクライシスコミュニケーションからの教訓．医学書院．https://www.igaku-shoin.co.jp/paper/archive/y2009/PA02853_04

19）脇田隆字．感染症危機における科学的専門家助言組織のあり方．日本内科学会雑誌 2020; 109: 2343-2347.

20）コロナ専門家有志の会．https://note.stopcovid19.jp/

21）山中伸弥．山中伸弥による新型コロナウイルス情報発信．https://www.covid19-yamanaka.com

22）上杉慎一．正確で信頼できる情報をわかりやすく〜新型コロナ特設サイトの取り組みと利用実態〜．NHK放送文化研究所メディア研究部．https://www.nhk.or.jp/bunken/forum/2021/pdf/f2021_a_1.pdf

23）金沢皓介、森亮輔．他県ナンバー狩り、ネットで中傷…暴走する"自粛ポリス．西日本新聞．2020. https://www.nishinippon.co.jp/item/n/607787/

24）McCombs ME, Shaw DL. The agenda-setting function of mass media. Public Opinion Quarterly 1972; 36（2）: 176-187.

25）Gerbner G, et al. Living with television: The dynamics of the cultivation process. In perspectives on media effects. Hillsdale: Lawrence Erlbaum Associates. 1986; 17-40.

26）高橋浩一郎、原由美子．「新型コロナウイルス」はどのように伝えられたか〜テレビとソーシャルメディアの連関の中で〜第1部データで総覧する報道と投稿の200日．放送研究と調査 2020; 12月号: 2-35.

27）鳥海不二夫、他．ソーシャルメディアを用いた新型コロナ禍における感情変化の分析．人口知能学会論文誌 2020; 35（4）F: 1-7.

28）坂井博通．日本におけるコロナ禍の社会心理．日本医師会COVID-19有識者会議．https://www.covid19-jma-medical-expert-meeting.jp/topic/3963

29）Vosoughi S, et al. The spread of true and false news online. Science 2018; 359: 1146-1151.

30）Goffman E. Stigma and Social Identity. In Stigma: Notes on the management of spoiled identity. New York: Simon & Schuster. 1963; 1-40.

（リンク先は2021年5月7日アクセス可能）

クリティーク：専門家からのひとこと

　「国民への広報やリスクコミュニケーションを専門に取り扱う組織を設け、人員体制を充実させるべきである」

　「情報発信に当たっては、その目的に照らし合わせて、「正確」な情報を、きめ細かく頻繁に、具体的に発信するように工夫すべきである。＜中略＞特に、国民の不安や不正確な情報によって、誹謗中傷、風評被害が生じないよう、留意する必要がある」

　これは、2010年に出された新型インフルエンザ（A/H1N1）対策総括会議報告書に記された、広報・リスクコミュニケーションに関する提言の一部である。10年の歳月をかけて、これらの提言はどれだけ実現され、今回活かされたのだろうか。本章からは、その変化とともに、まだ多くが課題であり続けていることも示唆されているように思える。

　新型コロナウイルス感染症やその対策に伴う影響、経験は、同じ時期・地域・社会にあってさえ、立場や視点によって多様であり、リスクのマネジメントそのものを難しくしてきた。リスクコミュニケーションの困難は、単にどう伝えるかというコミュニケーション手法の問題ではなく、様々なトレードオフの狭間でのマネジメント方針の問題による部分も大きかったように思う。より適切なリスクのマネジメントのためには、単に情報を発信することにとどまらない、危機対応時における共創的なリスクコミュニケーションの在り方を考えていく必要がある。そのための基盤を、この危機を契機に構築していくべきだろう。

帝京大学大学院公衆衛生学研究科 教授

石川 ひろの

第 8 章

公衆衛生政策で経済は死ぬか？
——感染症対策との両立

中野 克俊・中田 善規

COVID-19 が世界に広がる中で、各国は人々の接触を抑えるために様々な政策を打ち出した。本章では COVID-19 が経済に与えた影響、それによりもたらされた経済構造の変化、対して日本政府が行った経済対策に関して論じ、感染症対策と経済を両立させるために必要と考えられるものについて述べる。

1 はじめに

医学の進歩により感染症とそれに伴う死亡率は減少したものの、感染症は我々にとって依然重要な課題である。一般的に感染症は経済に対して様々なリスクとなる。第一に感染者の治療と制御には公的および私的の医療制度にコストが必要となり、第二に感染者およびその介護者の仕事の効率・生産性の低下（労働供給の減少）をもたらす。第三に感染に対する恐怖や社会的距離は需要の低下をもたらし、様々なサービスの中止・閉鎖を引き起こす。感染症の流行が経済に及ぼす影響に関する研究はこれまでにもなされており、インフルエンザが世界的に流行した場合約5,000億ドル（世界の収入の0.6%）の経済的損失が起こり得るという試算[1]や、過去に流行したスペイン風邪は全世界の1人当たり国内総生産（GDP）を6%、消費を8%押し下げたという報告[2]も存在する。

このように感染症が経済にもたらす影響が知られている中で、COVID-19が世界に拡大した。本章ではCOVID-19と経済の関係を論じるために、第2節ではCOVID-19の拡大が日本および各国経済に与えた影響、第3節ではCOVID-19の拡大がもたらした経済構造の変化を述べる。また、各国ではロックダウンなど様々な対策がなされている中、日本では行動自粛の呼びかけや店舗営業自粛の要請などが行われている。第4節ではこれらに対して行われた政府の経済財政政策について述べ、第5節では感染症に関するモデル分析を用いた経済研究を参照する。そして、これらを踏まえて、結論および教訓として感染症対策と経済の両立に必要と考えられるものを述べる。

なお、経済学は「社会がどうなっているか」という命題に対して仮説を分析し検討する実証的経済学と、「社会がどうあるべきか」という命題に対して実証的な分析から得られた事実に価値判断を加える必要がある規範的経済学に分けられる。本章ではCOVID-19が経済にもたらした影響に関して、主に実証的経済学の立場から論じる。

2 COVID-19 による日本および世界経済への影響

本節ではCOVID-19が日本および世界各国の経済に与えた影響を見るために、

日本および経済規模世界第1位・第2位の米国・中国の四半期実質GDP成長率（前年同期比）と株価の変化を参照する[3]。

　COVID-19が拡大する前、日本国内の四半期実質GDP成長率はおよそ前年同期比−1〜＋1％内で推移していたが、緊急事態宣言が発出された時期の2020年4〜6月には前年同期比−10.3％、7〜9月には前年同期比−5.8％となった。これは2008〜2009年のリーマンショック以来の大きなマイナスである。日本の代表的な株価指数である「日経平均株価」は、アベノミクスによる経済政策によって2020年1月には24,000円台にまで上昇していたが、COVID-19が拡大し始めた3月には16,000円台にまで低下した。しかし、6月以降は23,000円台にまで回復し、2021年1月現在は28,000円台と株高を維持している。

　米国においてCOVID-19が拡大する前は、四半期実質GDP成長率はおよそ前年同期比＋2〜3％程度で推移していたが、2020年4〜6月には前年同期比−9.0％、7〜9月には前年同期比−2.8％であった。米国の代表的な株価指数であるS＆P500はこれまで基本的には上昇傾向で、2020年1月には3,320ポイント台であった。COVID-19の拡大に伴い3月に2,230ポイント台に一時的に低下するも、6月には3,100ポイント台となり、2021年1月には過去最高となる3,800ポイントに到達している。このように、米国の各経済指標の動きは概ね日本と同様の挙動を示している。

　中国においてCOVID-19が拡大する前の四半期実質GDP成長率は、前年同期比＋6.0〜7.0％で推移していた。COVID-19が拡大し始めた2020年1〜3月の四半期実質GDP成長率は前年同期比−6.8％に低下したものの、4〜6月にはすでにプラスに転じ、前年同期比＋3.2％の上昇を見せている。中国の代表的な株価指数である上海総合指数は、COVID-19が拡大する前の数年はおよそ2,500〜3,500ポイントの間で推移していた。2020年3月には2,230ポイント台へと低下するも、6月には3,400ポイント台まで回復し、以後も同程度で推移している。

　これらの値を**表8-1**（次頁）にまとめる。いずれの国もCOVID-19の拡大に伴い、GDPの低下および株価指数の低下を来しているものの、株価指数は早期に回復し高値を維持している。これはCOVID-19が経済にもたらした影響を理解するに当たり重要である。

表 8-1　各国の経済指標

	日本の主な経済指標		米国の主な経済指標		中国の主な経済指標	
	四半期実質GDP成長率（%：前年同期比）	日経平均株価（円：終値）	四半期実質GDP成長率（%：前年同期比）	S & P500（ポイント：終値）	四半期実質GDP成長率（%：前年同期比）	上海総合指数（ポイント：終値）
2019 年 10 月		23,205		3,037		2,929
2019 年 11 月	−1.1	23,293	2.3	3,140	6	2,871
2019 年 12 月		23,656		3,230		3,050
2020 年 1 月		23,205		3,225		2,976
2020 年 2 月	−2.0	21,142	0.3	2,954	−6.8	2,880
2020 年 3 月		**18,917**		**2,584**		**2,750**
2020 年 4 月		20,193		2,912		2,860
2020 年 5 月	−10.3	21,877	−9.0	3,044	3.2	2,825
2020 年 6 月		22,288		3,100		2,984
2020 年 7 月		21,710		3,271		3,310
2020 年 8 月	−5.8	23,139	−2.8	3,500	4.9	3,395
2020 年 9 月		23,185		3,363		3,218
2020 年 10 月		22,977		3,269		3,224
2020 年 11 月	−1.4	26,433	−2.4	3,621	6.5	3,391
2020 年 12 月		27,444		3,756		3,473

日本・米国・中国の四半期実質 GDP 成長率（%：前年同期比）と各国の代表的な株価指数である日経平均株価・S&P500・上海総合指数の各月の終値（小数点以下切り捨て）について表にまとめた。各国ともに新型コロナウイルスの感染が拡大した際には GDP・株価指数の低下を認めている（太字）ものの、株価指数の低下は一時的であり早々にコロナ以前の値に回復していることがわかる。

3 COVID-19 による経済構造の変化

3.1 GDP と株価指数の乖離

　GDP とは、一定期間内において一国内で生産されるすべての最終的な財・サービスの市場価値で、経済の変動を監視する目的で用いられる指標である。一方、株価指数は証券取引所全体や特定の銘柄群の株価の動きを表す。

　近年の金融危機（バブル崩壊とリーマンショック）においては、GDP と株価

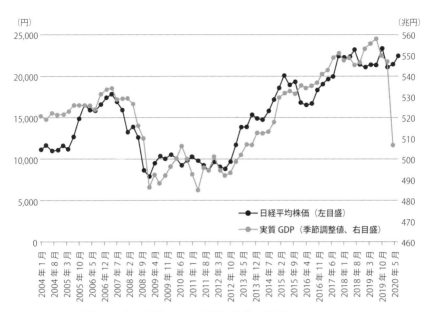

（円）
（兆円）

図 8-1 日経平均株価と日本の実質 GDP の関係（文献 4 より）
2004 年以降の日本の GDP と日経平均株価をグラフにしたもの。2008 年 9 月のリーマンショック時を含め、連動して動いてきた両指標だが、今回の新型コロナウイルスの感染拡大時には連動していないことがわかる。

指数は連動して動いてきた[4]。しかし、今回の COVID-19 拡大に際してもたらされた変化は、前節および **図 8-1** で示しているように、これまでとは様相が異なり、GDP と株価指数の動きが乖離している。

本節では、この 2 つの指標が乖離している理由の一端である「中央銀行による買い支え」と「経済構造の変化」について述べる。

3.2 中央銀行による買い支え

日本銀行は 2020 年 3 月 16 日、「新型感染症拡大の影響を踏まえた金融緩和の強化について」[5]の中で、これまで行っていた金融緩和をさらに強化する方針を打ち出した。それは、（1）国債買入れやドルオペを含む一層潤沢な資金供給の実施、（2）新たなオペレーションの導入を含めた企業金融支援のための措置、（3）上場投資信託（ETF）・日本不動産投資信託（J-REIT）の積極的な買入れ、の 3 点である。

2010 年より始まった日銀の ETF の買入れ運営に関して、2018 年には年間約 6.5

兆円、2019 年には年間 4.3 兆円の買入れを行っており、前述の金融緩和の強化のため 2020 年はこれまでをさらに上回る 7.1 兆円を買入れた[6]。海外の米国連邦準備制度（FRB）や欧州中央銀行（ECB）も同様に買入証券などの規模・範囲を拡大し、これらにより株価（株価指数）の暴落が抑えられ回復している側面がある。

3.3　経済構造の変化

2021 年 1 月現在、COVID-19 の拡大に伴い、政府による行動制限や感染拡大防止のための社会的距離の確保など、我々の生活様式は大きく変化した。この生活様式の変化は人々の価値観に変化をもたらし、消費の対象が変化し、経済構造も変化してきている。この経済構造の変化により、一部の業種が損失を受けた一方で、大きく業績を上げている業種もある。

表8-2に示したように、消費のインターネットへのシフトやテレワークの普及、健康意識の高まりに後押しされた業種は業績を伸ばしており、逆に自宅から外に出て消費することを前提とした業種がマイナスの影響を受けていることがわかる。

前述のように、株価指数は証券取引所全体や特定の銘柄群の株価の動きを表す指標であり、株価指数には複数の業種が含まれている。このため株価指数で見た場合、損失を受けた銘柄群と業績を上げた銘柄群は互いの損益を打ち消し合い、株価指数としては大きな影響を受けなかったと推測される。

3.4　プラスの影響を受けた業種

代表的な業種として、まずは E コマースを取り上げる。E コマースとは Electronic Commerce の略である。日本語では「電子商取引」と訳され、インターネット上で行われる商品やサービスに関する取引・決済を指す言葉であり、いわ

表 8-2　プラスの影響を受けた業種とマイナスの影響を受けた業種

プラスの影響を受けた業種	マイナスの影響を受けた業種
E コマース IT・テクノロジー ヘルスケア 　　　　　　　　　など	自動車、空運、海運 石油、ガス、鉄鋼 外食、レジャー 　　　　　　　　　など

ゆる「ネットショッピング」である。経済産業省によれば、電子商取引に関する市場規模は毎年拡大を続け 2019 年には 19 兆円規模に達した[7]。ロックダウンや外出自粛などの行動制限、および感染予防の観点からネットショッピングの比率が増加した結果、E コマースの業績が好調になっている。

代表的な E コマースの企業は「Amazon.com」（以下、アマゾン）である。アマゾンは米国ワシントン州シアトルに本拠を構える多国籍テクノロジー企業、ならびに同社が運営する E コマースサイトの名称である。2018 年頃から大幅に業績を拡大し続け、COVID-19 の拡大にもほぼ影響を受けずに現在も株価は上昇し続けている。2020 年初めアマゾンの株価は 1,800 ドル前後で、COVID-19 が拡大を始めた 3〜4 月にも株価は 1,670 ドルまでしか低下せず、2020 年 9 月には 3,500 ドルにまで到達し、以後も高値を維持している[8]。

IT・テクノロジー領域では、遠隔会議やオンライン授業などのツールを提供する「Zoom Video Communications」が 2020 年 8〜10 月期の純利益を約 210 億円と発表しており、これは前年同期の約 90 倍に当たる[9]。また、「巣篭もり」の影響で出前の需要が高まり、「Uber」の配達サービス部門（Uber Eat など）は、2020 年 4〜6 月で売上を前年同期の約 2 倍に当たる 12 億 1,100 万ドルまで伸ばした[10]。

4.5　マイナスの影響を受けた業種

まずは代表的な業種として、空運について述べる。感染予防意識の高まりや各国の渡航制限に伴う個人での海外渡航需要の減少に加え、企業でもテレワークの推進により出張の需要が減少した。

国内最大手である全日本航空（ANA）を例に見てみる。2020 年度の第一四半期（4〜6 月）では、売上 1,200 億円（前期比 3,800 億円減、−76％）、純利益−1,100 億円（前期比 1,200 億円減）と四半期決算としては過去最悪の赤字を計上している。これは、純資産約 1.1 兆円（2020 年 3 月）に対して約 10％に相当する。株価は 2020 年 1 月に 3,500〜3,600 円台であったものが、2,100 円台にまで下落。2021 年 1 月現在も 2,300 円台と回復には至っておらず、2012 年以来の最大の下げ幅である[8]。

その他にも、外食産業として、吉野家ホールディングスでは、2020 年度の 8 月までの中間決算で売り上げが前年の同時期を 23％下回る 819 億円、最終的な損益は 57 億円の赤字であった[11]。帝国データバンクの調査によると、2020 年

の飲食店事業者の倒産件数は 780 件であり、それまで過去最多であった 2019 年の 732 件を超える倒産件数である [12]。

　レジャー産業として、東京ディズニーリゾートを運営するオリエンタルランドのグループ全体の半年間の決算は、売り上げが前の年の同時期に比べ 76% 減って 591 億円、最終的な損益は 300 億円の赤字であった [13]。

4 感染拡大に際し日本政府が行った経済財政政策

　COVID-19 の拡大に関連して日本政府が行った経済財政政策は多数ある。2020 年 5 月に内閣府より出された「新型コロナウイルス感染症緊急経済対策」によれば想定されていた施策は 53 に及び、主に下記の 4 つに分類される [14]。

・感染拡大防止策と医療提供体制の整備および治療薬の開発
・雇用の維持と事業の継続
・次の段階としての官民を挙げた経済活動の回復
・強靱な経済構造の構築

　本節ではこれらの中からいくつかの施策を抜粋して、その詳細を述べる。

4.1 新型コロナウイルス感染症対応地方創生臨時交付金

　この交付金は「新型コロナウイルス感染拡大を防止するとともに、感染拡大の影響を受けている地域経済や住民生活を支援し地方創生を図るため、緊急経済対策の全ての事項についての対応として、地方公共団体が地域の実情に応じてきめ細やかに必要な事業を実施できること」[14] を目的として創設された。実施計画を策定する地方自治体（都道府県・市町村）を対象に、第 1 次補正予算計上額として 1 兆円、第 2 次補正予算案では 2 兆円、第 3 次補正予算案では 1 兆 5,000 億円が追加で計上されている。

　交付金が各自治体でどのように使用されているかは「地方創生図鑑」[15] にて紹介されており、その用途は多様である。以下はその一部の抜粋であるが、自治体によって様々であることがわかる。

・「＃コロナ転職」プロジェクト：富山県富山市
・産官学連携による ICT を活用した見守り支援事業：北海道沼田町
・宿泊施設を活用したテレワーク推進事業：福岡県北九州市
・「新しい生活様式」に対応した店づくり応援事業：新潟県新潟市
・幼児園感染対策・保護者支援事業：奈良県三宅町

4.2　特別定額給付金、持続化給付金

　特別定額給付金は「新型インフルエンザ等対策特別措置法の緊急事態宣言の下、感染拡大防止に留意しつつ、簡素な仕組みで迅速かつ的確に家計への支援を行う」ためである [14]。基準日（2020 年 4 月 27 日）に住民基本台帳に登録されている者を対象として、1 人につき 10 万円を給付するもので、事業費は約 13 兆円である [16]。

　上記の特別定額給付金の対象が個人であったのに対し、持続化給付金は大企業を除く中小企業・中堅企業より小さい事業所を対象とした給付金である。目的は「新型コロナウイルスの感染拡大によるインバウンドの急減や自粛等の影響などにより、特に大きな影響を受けている事業者に対して、事業の継続を支え再起の糧となる、事業全般に広く使える給付金を支給」することである [14]。2021 年 1 月 31 日現在も申請がなされており、給付見込み額は 5 兆 3,240 億円と想定されている [17]。

4.3　Go To キャンペーン

　Go To キャンペーンは「COVID-19 の拡大とそれに伴う影響により、甚大な被害を受けた産業に対し、人の流れと街のにぎわいを創り出し、地域を再活性化するための需要喚起」が目的で [14]、前節で述べたような COVID-19 の拡大によりマイナスの影響を受けている観光・運輸業、飲食業、イベント・エンターテインメント業などを対象とした消費喚起のキャンペーンである。

　このキャンペーンに対しては第 1 次補正予算にて約 1 兆 7,000 億円が設定されており、4 つのキャンペーン「Go To トラベル」「Go To イート」「Go To イベント」「Go To 商店街」から成る。いずれのキャンペーンも、COVID-19 の拡大と 2021 年 1 月 8 日に発出された緊急事態宣言を受け、2021 年 1 月現在では一時停止されている。

4.4 サプライチェーン対策のための国内投資促進事業費補助金

この施策は「新型コロナウイルス感染症の拡大に伴い、我が国のサプライチェーンの脆弱性が顕在化したことから、生産拠点の確保等を進める」ことを目的としている[14]。同時に、前節で述べたようなプラスの影響を受けた業種に対し後押しをすることで、新たな雇用を生み出す効果も合わせ持つ。

半導体など海外の生産拠点が多い製品の生産拠点を日本国内に確保し、マスクなど感染症への対応等のために必要不可欠な物資に関わる生産拠点等の整備を行う企業に対して補助を行うもので、2020年5月22日より公募され146件の事業者、合計約2,478億円が採択された。

4.5 日本政府が行った経済財政政策の目的

いずれの施策も、その目的は「国民の命と暮らしを守る、そのために雇用を維持し、経済を回復させ、新たな成長の突破口を切り開く」ことである。前節の概念をもとに言い換えると、マイナスの影響を受けた業種に対しては雇用が減少しないような施策を、プラスの影響を受けた業種に対しては新たな雇用が生まれるような施策を展開している。

5 感染症対策と経済の両立

5.1 感染症対策と経済の関係

感染症の短期的な流行過程を記述するために、感染症数理学では SIR モデルが用いられることがある。SIR モデルとは集団を3つの集団、

S：Susceptible（感受性保持者）
I：Infected（感染者）
R：Recovered or Removed（免疫保持者あるいは隔離者）

に分類し、時間 t における各人数を S(t)、I(t)、R(t) とすると、それぞれは感染率 β、回復率（隔離率）γ を含めた非線形常微分方程式により記述できるとす

る。詳細な数式に関しては割愛するが、各集団の人数の経時変化は**図 8-2** のように示される[18]。なお、このモデルは観察期間内では免疫が消失しないことを前提としており、感染の短期的な流行や麻疹など終生免疫が獲得できる疾患に対して適用することができる。

Eichenbaum らは従来の SIR モデルを拡張し、経済と感染症の相互作用も含めたモデルを用いて両者の関連について報告している[19]。そこでは、感染症によって引き起こされる短期的な景気後退と、その感染症の健康への影響との間にはトレードオフが存在するとしている。すなわち、感染症対策と経済はトレードオフであると言い換えることができ、このトレードオフに対して対処することが政府に求められることであるとしている。なお、この論文の中で筆者らは "賢い抑制政策" として「感染した人が回復するまでは働かないこと」が最も経済へのダメージが少なく、かつ死亡者が少ないとしている。政策決定者が感染情報を正確に把握することに加え、社会を構成する個人が感染症の情報を適切に共有することの必要性を示唆している。

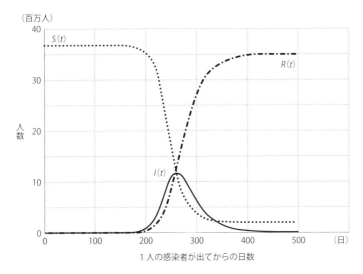

図 8-2　SIR モデル（文献 18 より）
感染症の短期的な流行過程を示すモデルで、集団を S：Susceptible（感受性保持者）、I：Infected（感染者）、R：Recovered or Removed（免疫保持者あるいは隔離者）に分類し、時間 t における各人数を $S(t)$、$I(t)$、$R(t)$ とした場合、各集団の構成人数は図のようになるとするモデル。

5.2 　感染症対策と経済のトレードオフに対処する方法

　経済学において、社会は限られた資源（例えば、労働力、資本、生産資材）し
か持たないため、生産できる財やサービスの総量にも制限がある。仮に生産でき
る財をAとBの2つのみとした場合、2つの生産量はトレードオフであり、図
示すると**図8-3（A）** のようになる。この図は"生産可能性フロンティア"と呼
ばれる。

　生産可能性フロンティアにおいて財Aと財Bの生産量が曲線上にある場合は、
すべての資源を使用しているため「効率的」な状態と呼ばれ望ましい状態であり、
内側（左下）にある場合は「非効率的な状態」と呼ばれ望ましくない状態とされ
ている。2材の生産量が曲線を超えて右上に位置することはあり得ず、常に曲線
の内側か曲線状に存在することになる。

　このことを先ほどの感染症対策と経済の関係に当てはめると**図8-3（B）** のよ
うになる。つまり感染症対策をより強固に行えば経済は短期的な景気後退に見舞
われ、経済を優先すれば感染症対策が不十分となり感染者数の増加につながると
いうモデルで、感染症対策と経済の両立が容易ではないことがわかる。

　その前提を踏まえた上で感染症対策と経済を両立させるために重要なことは以
下の2つである。

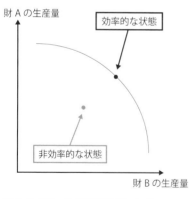

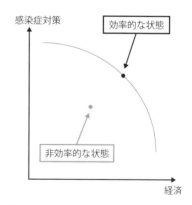

図8-3（A）　生産可能性フロンティア　　　**図8-3（B）　感染症対策と経済のトレードオフ**

図8-3（A）では財Aと財Bはトレードオフの関係にあり、効率的な状態（すでに曲線状にある場合）に
は財Aの生産量を増やすには財Bの生産量を減少させることになる。感染症対策と経済の関係もトレー
ドオフでると考えると、図8-3（B）の様に効率的な状態では経済を強めれば感染症対策が弱まる関係に
あると言える。

① 「非効率的な状態」である場合には「効率的な状態」にすること
② 「経済と感染抑制のトレードオフを改善させる」こと（つまり生産可能性フロンティアの曲線を右上方へシフトさせる）

　感染症対策と経済の状態が「効率的」かどうかを判別する方法は存在せず、これに関しては試行錯誤を繰り返すしかないが、感染症対策と経済のトレードオフを改善させる方法に関しては、前述の Eichenbaum らに加えいくつかの報告が存在する。

　Acemoglu らは感染症対策と経済のトレードオフを改善させる方法として「年齢ごとに異なる強度の隔離（Optimal Targeted Lockdown）」を提唱している。これは様々なリスクグループに差をつけたロックダウンを適用することで、感染症対策と経済のトレードオフを改善できるというものである。さらに、「集団間距離（Group distancing）」（高齢者とそれ以外の人口との間の接触を減らすこと）や「追跡調査（Test & Trace）」（感染者を特定して隔離すること）を組み合わせることで、さらなるトレードオフの改善が期待できるとしている[20]（**図 8-4**）。

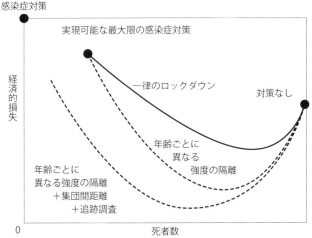

図 8-4　経済的損失と死者数をフロンティア上に示したもの（文献 20 より）
図 8-3 とは異なり縦軸が経済的損失、横軸が死者数を示しているため、この曲線が左下方にシフトすると、経済と感染症対策のトレードオフが改善することを意味する。
「年齢ごとに異なる強度の隔離（Optimal Targeted Lockdown）」「集団間距離（Group distancing）」「追跡調査（Test & Trace）」などの対策でトレードオフの改善が期待できるとしている。

図 8-4 では前述の文献にて示されている経済的「損失」と死者数の関係性を抜粋したものである。これまでの図とは反対に曲線の右上が非効率的な状態（右上が内側）であり、左下に曲線がシフトすることが感染症対策と経済のトレードオフが改善していると言える。

　なお、これらの研究はいずれも海外のデータを用いており、この結果が日本でも当てはまるとは限らない。また、何よりここで紹介した研究はいずれも SIR モデルに基づいたモデル分析であり、COVID-19 においては SIR モデルの前提である終生免疫（流行期間内の免疫維持）が成立するという証拠はない。いずれにしても、これらの研究結果の解釈には慎重さが求められる。

6 結論

　COVID-19 の出現・感染拡大は経済に大きな影響を及ぼしている。しかし、これまで日本で見られた金融危機の時とは GDP と株価指数の関係性が異なっている。これは、COVID-19 が経済に悪影響を及ぼしただけではなく、人々の価値観や行動、ひいては経済構造に変化をもたらしたことを示唆している。

　過去にも感染症が経済や社会構造に変化を与えた例は存在する。中世の欧州におけるペスト（黒死病）の感染流行の際には、労働力の減少によりもたらされた労働市場における経済主体間（封建貴族、教会と農奴）の交渉力の変化が社会進歩の直接的な要因となったとする主張 [21] もある。COVID-19 も同様の変化を我々にもたらしているのかもしれない。

　日本政府は、COVID-19 により生じた悪影響と変化に対応するための対策として様々な経済財政政策を打ち出している。しかし、感染症対策と経済の関係はトレードオフの可能性があり、両立は容易ではない。例えば、前述した生産可能性フロンティアに当てはめると、消費喚起などの政策を打ち出すことは、その時点が「非効率的な状態」であるならば効率的な状態に近づくため望ましいが、その時点が「効率的な状態」であったならば感染者を増加させる可能性がある。ただし、政策を打ち出す前の状態が効率的な状態であるか非効率的な状態であるかを判断することは極めて困難で、時間の経過とともに徐々にエビデンスが蓄積され判明していくと考えられる。

7 教訓

　今回のような事態に直面した場合、当初はエビデンスや情報が少ない中で対策を決定しなくてはならず、振り返ってみれば間違っていた、想定外の影響が出た、ああすればよかった、こうすればよかったと思うこともあるかもしれない。このような状況で得られた教訓は、下記の3つである。

- ・常に最新のエビデンスをもとに政策を決定し、実行する
- ・同時に、実行した施策の評価を行い、それもエビデンスとして公表する
- ・得られたエビデンスをもとに現在の政策を見直す

　安易に「規範的分析」に流れることなく、冷静に「実証的分析」を積み上げることが重要であるとも言えるだろう。

　感染症対策と経済の両立については、まずは感染症対策と経済がトレードオフであることを認識し、ある程度の仮説を立てながら設定した目標を達成するための政策を、過去の感染症や他国の事例をもとに決定する。そして、行った施策の効果についても評価し、それらを新たなエビデンスとして公表することで、世界全体として COVID-19 に対処していくことが重要である。また、COVID-19 の拡大が仮に収束したとしても、再拡大した際や新たな感染症が出現した際にも対処できるように今回の対応を見直し、次なる脅威に備えておくことが重要である。

参考文献

1) David E, et al. Epidemics and Economics. Finance & Development 2018; 55: 46-49.

2) Barro RJ, et al. The Coronavirus and the Great Influenza Pandemic: Lessons from the "Spanish Flu" for the Coronavirus's Potential Effects on Mortality and Economic Activity. https://www.nber.org/papers/w26866

3) Trading Economics. https://jp.tradingeconomics.com/countries

4) 第一生命経済研究所 Economics Trend. 今回は違っている：株価とＧＤＰの関係. http://group.dai-ichi-life.co.jp/dlri/pdf/macro/2020/kuma200909ET.pdf

5) 日本銀行. 新型感染症拡大の影響を踏まえた金融緩和の強化について. https://www.boj.or.jp/announcements/release_2020/k200316b.pdf

6) 日本銀行. 指数連動型上場投資信託受益権（ETF）および不動産投資法人投資口（J-REIT）の買入結果ならびにETFの貸付結果. https://www3.boj.or.jp/market/jp/menu_etf.htm

7）経済産業省．電子商取引に関する市場調査の結果を取りまとめました．https://warp.da.ndl.
go.jp/info:ndljp/pid/11539238/www.meti.go.jp/press/2020/07/20200722003/20200722003.html

8）Yahoo!JAPAN ファイナンス．https://finance.yahoo.co.jp

9）日本経済新聞．Zoom、利益90倍に　43万社の企業利用支え8 ～ 10月．https://www.nikkei.
com/article/DGXMZO66837620R01C20A2I00000

10）日本経済新聞．縮むウーバー、「イーツ」大幅増収でも赤字　4 ～ 6月．https://www.nikkei.
com/article/DGXMZO62407320X00C20A8TJC000

11）NHK．吉野家ＨＤ 中間決算57億円の赤字　コロナ影響で売り上げ減．https://www3.nhk.or.
jp/news/html/20201009/k10012656741000.html

12）帝国データバンク．飲食店倒産は780件で過去最多．https://www.tdb.co.jp/report/watching/
press/pdf/p210101.pdf

13）読売新聞．オリエンタルランド、511億円の最終赤字見通し…ディズニー休園響き通期で
は上場後初．https://www.yomiuri.co.jp/economy/20201029-OYT1T50196/ 61000.html

14）内閣府．経済財政政策、経済対策等．https://www5.cao.go.jp/keizai1/keizaitaisaku/keizaitaisaku.
html

15）新型コロナウイルス感染症対応地方創生臨時交付金ポータルサイト：地方創生図鑑．
https://www.chihousousei-zukan.go.jp

16）総務省．特別定額給付金（新型コロナウイルス感染症緊急経済対策関連）．https://www.soumu.
go.jp/menu_seisaku/gyoumukanri_sonota/covid-19/kyufukin.html

17）経済産業省．新型コロナウイルス感染症関連．持続化給付金制度の概要．https://www.meti.go.
jp/covid-19/jizokuka-kyufukin.html

18）杉林堅次、他．感染から治癒過程を表現する「感染症数理疫学」と吸収から消失過程を表
現する「薬物動態学」の類似点と相違点．薬剤学：生命とくすり 2020; 80: 322-329.

19）Eichenbaum MS, et al. The Macroeconomics of Epidemics. National Bureau of Economic Research.
https://www.nber.org/papers/w26882

20）Acemoglu D, et al. Optimal Targeted Lockdowns in a Multi-Group SIR Model. National Bureau of Economic
Research 2020. https://www.nber.org/papers/w27102

21）Acemoglu D, Robinson J. Why Nations Fail: The Origins of Power, Prosperity and Poverty. London: Profile
Books. 2012.

（リンク先は2021年1月31日アクセス可能）

クリティーク：専門家からのひとこと

　感染防止のために経済活動を抑制すれば経済指標は当然悪化するだろう。そのような、COVID-19 の蔓延に伴い誰もが実感している、いわば「当たり前」の事柄について、各国の経済指標の動向や政府の対応内容、関連する経済理論を紹介しつつ解説している。当たり前と思う事柄を実データに基づき、関連する理論を踏まえながら読み解いていこうとする姿勢が素晴らしい。

　データの迅速な公表が大切だとすれば、なぜ今回それができなかったのか、それを可能とするために、我々は次なる危機への備えとして社会の中に何を作り出していけばよいのだろうか。こういった問いへの答えも聞いてみたい。

　また、どのようなデータを集めることが重要だろうか。生物学的な意味での健康や、お金で評価できる経済状況だけでよいのだろうか。確かに、健康も経済も、ウェルビーイング：善き生を支えるための重要な条件である。しかし、善き生の条件には、生きがいや人とのつながりなども含まれる。複合的に人々の状態を捉えた指標がリアルタイムに、様々な集団や地域ごとに評価され、そのデータをもとに保健や経済、危機対策等の政策のバランスを考えていく、といったアプローチも有効な手段かもしれない。

京都大学大学院医学研究科　教授

近藤 尚己

第9章

論文をどう活かすか？
——COVID-19 パンデミックへの対応から見えた課題

須藤 恭子・桑原 恵介

人類は、飛躍的に進歩する科学を活用しながら感染症に立ち向かってきた。COVID-19 に関しても、膨大な数の科学論文が発表され、エビデンスに基づく対策が提案・実行されてきたが、社会で科学論文が活用される中で様々な課題が浮き彫りとなっている。そこで、本章では、世界や日本の COVID-19 関連論文の状況を概観し、さらに、科学論文の発表からその成果の活用までの過程における課題を整理した上で、日本で科学論文を活用していくための方策について検討する。

1 はじめに

COVID-19 は、人類がこれまで経験したことのない感染症である。2019 年末の中国湖北省武漢市での発生以降 1 年の間で、病態やウイルスのゲノム、感染経路や伝播状況等が解明されるとともに、ワクチンも開発され、多くの科学論文が対策に活用されている。しかしながら、社会経済活動への影響を抑えながらの効果的な感染拡大防止策や、ワクチンの有効性や効果的な治療法、後遺症対策、感染症対策による二次的影響等、明らかにすべき課題はいまだに多く残されている。

科学論文が社会に活かされる過程には、科学論文を創出する研究者、それらを利用する政策決定者と現場の実践者、そして、最終受益者である市民社会の 4 者のステークホルダーが存在する（**図 9-1**）。本章では、COVID-19 関連科学論文の国内外の論文公表および活用の状況を概観し、COVID-19 パンデミック下において浮き彫りとなった、科学論文が実践で活用される際の課題について、各ステークホルダーに着目しながら検証する。

具体的な課題は 3 点に要約できる。1 つ目は、研究者が公表する科学論文の質と迅速な公表である。科学論文は、政策立案に寄与し得る信頼性の高いものでな

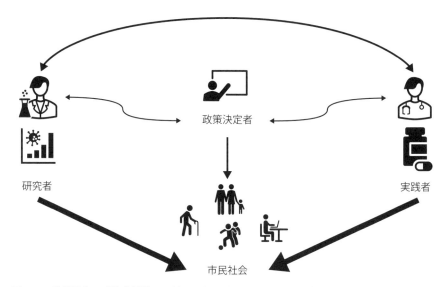

図 9-1　科学論文の感染症対策への活用過程にあるステークホルダー

くてはならない。感染症対策において、研究成果の迅速な公表と共有は極めて重要であるが、COVID-19パンデミック下では、信頼性に乏しい研究結果も公表されている。2つ目は、政策決定者および現場の実践者が科学論文を活用する際の課題である。国際機関や各国におけるリーダーたちは、エビデンスに基づき政策を立案するが、そうした政策が現場で確実に実践されるには、現場のニーズに合った方法や手段が政策に反映されていることが前提となる。3つ目は、市民社会への情報の伝達過程で起こる課題である。COVID-19パンデミックは、情報通信技術（ICT）を通じて個人が瞬時に情報を受け取れる時代に発生した。そのため、人々がCOVID-19に関する情報をどのような方法で受け取り、受け取った情報の中から何を選択し、それらをいかに発信するかが、一般の人々の感染対策行動に及ぼす影響は大きい。

本章では、これらの3つの課題についてそれぞれ詳細に検討していく。

2 COVID-19関連科学論文の動向と活用状況

2.1 COVID-19関連科学論文の発表とその変遷

筆者らの調べでは、2021年1月25日時点で、世界保健機関（WHO）データベース[1]に131,344件のCOVID-19関連の学術論文および記事が収録されていた。世界中の医学・生物学の論文の検索エンジンの1つであるPubMedで、「COVID-19」をキーワードにして検索すると、2019年は271件、2020年には89,102件の論文がヒットする。わずか1年で莫大な数の論文が公表されたことがわかる。科学技術振興機構の調べでも、COVID-19発生直後の2020年1月から12月までの論文公表数は指数関数的増加を示すことが指摘されている[2]。

これらCOVID-19関連科学論文数を、2009年3月に発生し世界で15万〜58万もの死者を出した[3]新型インフルエンザA/H1N1（H1N1）と比較してみる。H1N1アウトブレイクでは、WHOが国際的に懸念される公衆衛生上の緊急事態（PHEIC）を初めて宣言し、各国ドナーによるワクチン供給体制が整えられ、その教訓がCOVID-19の対策にも活かされている。H1N1関連科学論文は、発生から10年以上が経過した2021年1月までのPubMed収録論文数は23,503件であった。一方、COVID-19関連科学論文は、わずか1年間でその5倍程度が

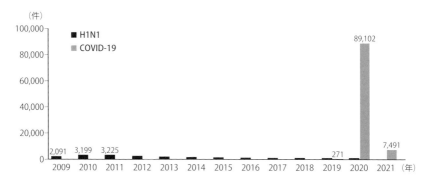

図 9-2　COVID-19 と H1N1 関連科学論文の PubMed 検索件数推移（2021 年 1 月現在）

収録されている。両者を比較すると、COVID-19 関連論文の爆発的かつ急激な増加は明らかである（**図 9-2**）。

　次に、COVID-19 関連科学論文の内容はどうか。2020 年 4 月中旬までに公表された科学論文を分析した結果によると、発生初期はゲノム解析や検出法、臨床像や診断法に関する論文が多く、発生から 2 ヵ月経った 2020 年 3 月下旬以降は、公衆衛生学的な集団に関する論文が増加するといった時系列的な変化が認められた[4]。また、2020 年 4 月頃から 9 月にかけては、「メンタルヘルス」をキーワードとした論文が増加しており[2]、外出や移動の制限等による影響が考えられる。発生から感染拡大に至る各段階に応じて、現場で必要とされる論文が公表されてきたことは 1 つの特徴である。COVID-19 の世界的流行から 1 年以上が経過し、今後はワクチンや治療薬の効果、後遺症に加えて、長期的な感染症対策が生活や生態系等の環境に与える影響やそれに伴う健康への影響に関する論文の増加も予想されている。

　国・地域によっても、COVID-19 関連科学論文の動向は異なる。2020 年 4 月までは中国からの発信が最も多いが、4 月以降は感染者数が急増した米国がそれを上回っている[4]。また、中国は集団発生の確認や臨床像の把握に関する研究が多い一方で、米国は感染拡大防止策の実践や今後の予防策の提案に関する研究が多い[4]。こうした違いが生じた理由には、感染状況だけでなく、重点を置く研究活動の違いがある[4]。

2.2　日本からの COVID-19 関連科学論文の発信

　世界の潮流を見つつ、日本の COVID-19 関連科学論文の状況を理解することは、日本独自の対策を考える上で重要である。

　日本国内の医学論文のデータベースを運営する医学中央雑誌刊行会による COVID-19 関連論文特設サイトでは、2020 年 11 月までに 1,295 件の科学論文情報が掲載され、これは同年 2 月から漸増している。メディカルオンラインでは 2021 年 1 月 25 日現在、「新型コロナウイルス感染症」のキーワードで 1,784 論文が検索される。一方、世界最大級のオンライン学術データベースである Web of Science に 2020 年 12 月時点で掲載された COVID-19 関連科学論文数は、米国が群を抜いて多く 15,622 件で、これに中国 6,774 件、英国 6,055 件、イタリア 5,517 件、インド 3,288 件と続く[2]。日本は 947 件で、上位 10 ヵ国にも含まれず、16 位にようやく登場する[2]。感染者数は科学論文の公表数に相関するため、日本の感染者の総数が少ないことが影響していると考えられるものの[4]、科学論文の公表数で世界の上位層からは引き離されていると言える。

　日本発の研究は、異分野連携が遅れていることも指摘されている。その具体例として、マスメディアやソーシャルメディアの感染症に関する情報を自然言語処理と機械学習を用いて分析したり、Google 等が所有する人の位置情報を活用するなど、疫学・公衆衛生学と情報学を融合した研究が挙げられている[5]。

2.3　COVID-19 関連科学論文の対策への活用状況

　科学論文は COVID-19 対策にどのように活用され貢献したのか、まずは世界的な視点で見てみたい。感染症は国境を越えて伝播することから、特にパンデミック時には強い国際的リーダーシップが求められる。その中心的役割を担う WHO は、COVID-19 対策のための基礎、臨床、そして公衆衛生に関するエビデンスを集約し発信している。WHO とコクランが中心となり整備した臨床研究データベース[6]は、誰もが最新のデータにアクセスできる。また、WHO が発信するガイダンスやガイドラインは、各国の医療サービス提供に活用されている[7]。例えば、COVID-19 治療法ガイドラインは、ステロイド療法の重症患者への強い推奨および重症者以外への条件付き推奨、入院患者へのレムデシビル使用の条件的推奨を、臨床研究データをもとに明確に示したものである[8]。

　感染拡大防止に欠かせない手洗いと手指消毒、身体的距離の確保、咳エチケッ

ト等は、過去の感染症対策においてその有効性が実証されており、COVID-19パンデミック当初より積極的に推奨されている。人の動きを止めるロックダウンや移動制限の措置の感染拡大防止効果も確認されてきた[9・10]。日本が提唱した密集、密接、密閉の3つの密（3密）の回避は、Avoid the 3Cs（Crowd、Close-contact、Confined）としてWHO等を通じ世界に発信されている。一方、マスク着用は、COVID-19感染防止対策として世界的に大きな議論の的となった。COVID-19が流行し始めた2020年初めの時点では、米国疾病管理予防センター（CDC）もWHOもマスク着用の推奨はしていなかった。マスク論争の中で科学的検証が進んだ結果[11・12]、日常生活場面でのマスク着用の推奨がグローバルスタンダードとなった[13]。

　国内の科学論文の活用状況について見ると、研究成果に基づいたガイドラインの整備が進んでいる。医学中央雑誌刊行会のウェブサイトでは、2021年1月時点で、診療、感染管理、検体採取、学校再開、労働安全衛生、社会的スティグマへの対応を含む21件のガイドラインが示されている。また、内閣官房は業種別の感染拡大予防ガイドラインを一覧化したり、様々な場面に応じた感染拡大防止策の策定を進めている。日本では、科学論文をCOVID-19対策に活用するために、研究者個人が市民に向け発信しているのみならず、学会組織や専門職組織、大学間連携も推進されてきた。日本疫学会は、公衆衛生学会等の学会組織と連携し、COVID-19対策としての積極的疫学調査、データ収集、ワクチン開発、感染症法改正に関わる要望書や声明を発信した。また、全国保健所長会や日本医師会等専門職組織は、それぞれの現場の状況から国に対して具体的な要望を提案した。こうした要望や声明は、科学論文をもとに研究者や実践者間で議論された結果である。

3 科学論文の活用における課題

3.1 科学論文を発表するまでの過程で生じる課題

　感染症パンデミック下では、刻一刻と変わる状況を的確に捉えて、研究結果をいかに迅速に科学論文として公表するかが、研究者にとっての重要な課題となる。COVID-19では、これまでの感染症パンデミック下に比べて科学論文の公表ス

ピードが速く、数も非常に多い。そうした中で、科学論文が公表される過程で様々な課題が浮き彫りとなっている。

まず、研究者に起因した科学論文の質の低さが指摘されている。迅速性を優先するためか、記述が不十分な研究や内容が重複する研究が見られる[14・15]。次に、研究環境の整備に関する課題である。COVID-19パンデミック下で研究者も在宅勤務を余儀なくされることで、研究室でのみ取り扱いが可能なデータや分析ソフトウェアといったアクセス上の制限があること、または実験そのものができない、家族の世話等の日常生活と並行して自宅で研究時間を作ることが難しい等の課題が挙がっている。また、研究倫理審査等、研究に必要なプロセスが滞る事例も複数報告されている。

ここで特筆すべきは、"プレプリント"を掲載するプレプリントサーバーの需要の高まりである。科学論文は、通常その分野の専門家による第三者の査読を経て学術雑誌に掲載されるが、プレプリントは査読前に主にウェブで公開される。そのため、査読前論文とも呼ばれる。2021年1月までにWHOデータベースに登録された論文等のうち、プレプリント版は16,519件と全体の13%を占めている[2]。プレプリントサーバーには、医学分野のMedRxiv、社会学分野のSSRN、生物科学分野のbioRxiv等がある。MedRxivが立ち上がったのは2019年6月と、その歴史はまだ浅い[16]。プレプリントには、査読を受ける必要がなく研究成果を迅速に公表できるため時機を得た議論につながる、ジャーナルの編集者や査読者の意向に左右されない等のメリットがある。また、掲載論文に先行して公表されるため、COVID-19対策の政策決定や治療、ワクチン開発といった産業の発展に先行して貢献し得る。2020年5月時点で、COVID-19関連論文のプレプリント版は、学術雑誌掲載論文と比べて、対策に有用と思われるRCT（ランダム化比較試験）や系統的レビューの割合がわずかではあるが高かった[17]。状況が変化しやすいCOVID-19パンデミック下における科学論文の公表にプレプリントの果たす役割は大きいと言える。しかし、プレプリントには、査読を経ないで科学論文の質をいかに担保するのかという課題が常にある。2019年12月から2020年5月までのCOVID-19に関するプレプリントを精査した報告によると、2020年5月時点でジャーナル掲載に至ったプレプリントは8.6%に過ぎない[17]。つまり、多くの科学論文はプレプリント版のまま活用されていることになる。科学論文の質の補填は、プレプリントサーバーに収録された後、著者らが指摘された不備を修正することである程度可能となるが、ある時点では研究に不備があっ

ても公開されることには変わりはない。2020年8月までの科学論文を検証した調査では、プレプリント版初版からジャーナル掲載までの経過の中で、45％の科学論文に何らかの変更が加えられ、また21％の科学論文で結果に影響する重大な変更が加えられていた[18]。

　他方、日本特有の課題として、そもそもの研究力の低下が改めて浮き彫りとなっている。このことは平時より問題として認識されており、絶対的な研究者数の少なさや若手研究者数の減少等が要因として挙げられてきた。科学技術振興機構の提言の中で、基礎医学と臨床医学の隔離、研究者の疫学情報や診療情報へのアクセスの壁、感染症研究やワクチン開発の平時におけるビジネス・インセンティブの低さ等が、日本のCOVID-19関連研究の遅れの根源的な要因であると述べられている[19]。

3.2　科学論文の実践での活用における課題

　エビデンスを探求する研究者側のデマンドと、研究成果を現場で活用したい政策決定者や実践者のニーズは合致する。にもかかわらず、研究を通じて得られた知見が医療や産業、生活の現場で活用されるには、いくつもの課題がある。

　その背景の1つには、科学論文の内容が政策決定者や実践者、市民社会の人々に容易に理解されるものではない、ということがある。研究者らは、COVID-19患者数をもとにした病床逼迫状況の予測モデル[20]や、これまでに実証されている感染症対策を吟味してよりわかりやすくした対策指針[21]を公表することで、現場における研究成果の活用促進を目指している。しかし、研究者が結果を導くために用いる数理モデルや統計解析手法は、多くの人々にとって難解である。その対処としては、研究者が研究の成果をわかりやすく伝え、市民社会に還元する"アウトリーチ活動"が重要とされている。ただし、日本では社会貢献活動の研究者の業績評価における位置付けが不明確であり、アウトリーチ活動が促進される仕組みはない。

　科学論文で得られた知見は、必ずしもそのまま現場で活用できない、という課題もある。例えば、人の移動制限による感染拡大防止の効果は明らかであるが、人の動きを完全に止めることによる経済社会活動への影響は甚大で、両者のバランスが重要となる。こうした点に配慮し、社会全体としての最適化を図り感染症対策を実践するには、医学だけでは不十分で、経済学、経営学、心理学、行動科学、文化人類学、シミュレーション科学等の専門家と協働した知見の創出が決め

手となる。しかし、分野横断的な取り組みは立ち遅れている。

　科学論文が示す知見を即時に実践化するには、研究結果の汎用性も課題となる。ある研究において実証されたことがその他の場合においても必ず当てはまる訳ではないし、ある時点における研究結果がその後にも適応するとは限らない。例えば、米国と日本では感染状況、医療制度、風土・文化、生活習慣が異なる。また、東京だけで見ても、都心と離島とでは環境や生活状況は異なる。医療現場でも、医療施設と高齢者施設では提供されるサービスが異なるため、必要な感染症対策は異なる。

　以上を踏まえると、有効な感染症対策が実現するためには、研究者側からの一方通行のアクションだけでは難しく、政策決定者、実践者、市民社会をも含めた4者のステークホルダー間の連携が重要である。まず、政策決定者には、研究結果を的確に政策に反映することが求められる。そのためには、政策内容が研究によって実証されたものであるかだけでなく、市民社会のニーズに合致しているか、そして実践可能であるか、など様々な視点からの検討が不可欠となる。その際に有用となるのが、科学論文を読み解きその質を吟味できる能力である。そして策定された政策を現場で活用する実践者、特にマネジメントの立場にある者に求められるのは、現場の状況を的確に理解した上で、必要な対策をわかりやすい言葉で伝え、実行に導く能力である。さらに、市民社会にいる一人ひとりが感染予防に関心を持ち行動できる能力を高めることが必要となる。

3.3　情報の伝達過程で起こる課題

　人が未知のものに不安を抱くのは自然であり、感染症を含む病気の発生とその対応の中で、情報伝達を含むコミュニケーションの重要性を歴史的に経験してきた。ICT が進歩したことにより情報の伝達速度は格段に速くなり、COVID-19 パンデミック下での情報伝達は、危機管理の1つとして欠かせないものとなっている。一方で、多くの情報が瞬く間に世界中に広がることはデメリットにもなる。その象徴的な現象が"インフォデミック"である。インフォでミックとは、2003年の重症急性呼吸器症候群（SARS）パンデミックの際に使用され始めたInformation と Epidemic による造語で、いわゆる情報過多の状態を指す。インフォデミックは COVID-19 パンデミック下で再び着目され、2020 年に PubMed にインフォデミック（Infodemic）という用語が初めて登場した。インフォデミックの問題は、発信される情報の中に正確な内容だけでなく、誤った内容を含む情

報が混在し、それによって人々に不安や差別といった負の感情を抱かせたり、誤った方向へと導いたりしてしまうことである。

　誤った情報は、意図しない間違いを含む誤情報（Misinformation）と意図的な間違いを含む情報（Disinformation）、嫌がらせ等相手を陥れるために部分的に真実を含む情報（Malinformation）に区分される[22]。古典的に、情報伝達は新聞やテレビ等のマスメディアに影響されてきたが、誤った情報はソーシャル・ネットワーキング・サービス（SNS）の利用の増加に伴ってさらに拡大するとされる。そのため、情報を発信する側だけでなく、受け手側にも情報を正しく受け取る能力が必要となってくる。情報の受け手が実際とは異なる解釈をすることで、元情報の内容が誤情報であったかのように伝達される可能性もある。反対に、根拠の乏しい情報であっても、受け手が異なる解釈で拡散すれば、「信頼できる」情報になってしまうこともある。

　政策決定者や実践者、そして市民社会にいる人々が情報をどのように受け取り、どの情報を信頼するかは、感染症対策の実践に影響を及ぼす。そのため、インフォデミックの中で情報を受け取る人々の情報リテラシーも、COVID-19 パンデミック下の新たな課題である。1980 年代、ヒト免疫不全ウイルス（HIV）の出現時に、差別偏見や奇跡の治療法といった、意図的な、あるいは意図しない誤情報が伝播した負の経験があり、感染症に対するヘルスリテラシーの向上の必要性が指摘されてきた[23]。非感染性疾患が死亡原因の上位を占める多くの先進国で、その予防策の 1 つとしてヘルスリテラシーを向上することの意義はすでに定着しつつあるが、COVID-19 により非感染性疾患同様に感染症に対してもヘルスリテラシーが重要となることが再認識されている[23]。COVID-19 パンデミックでも、差別偏見や誹謗中傷が起きており、市民社会におけるヘルスリテラシーの向上やリスクコミュニケーション（第 7 章参照）は重要な課題となっている。

4 科学論文を感染症対策に活かすための解決策

4.1 感染症対策のためのプラットフォームの構築

　これまでも、日本には感染症も含めた健康危機管理体制が整っておらず、研究成果が有効に活用されにくいことが指摘されてきた[19]。感染症対策の基盤とな

る科学的知見を創出する研究者は、医学、生物化学、公衆衛生学、疫学だけでなく社会学、経済学、心理学と多岐にわたる。緊急を要する健康危機管理の意思決定の過程において、即時かつ適切に対応できるように、各分野の専門家が平時から連携している必要がある。政治的判断に至るまでに、専門家集団として政府に提言を示すためには、組織に横串を通し感染症対策に関わる様々な専門家がつながることのできるプラットフォームの構築が、解決策の1つとなる。こうしたプラットフォームは、社会全体として有用性の高い研究に資源を割き、エビデンスに基づく対策を市民社会の理解を得ながら実装していくための手法等、必要な研究の速やかな実行に資するものとなる。COVID-19パンデミック下での日本の科学論文に関する課題として、研究数の低迷、異分野連携の不足、研究者の感染症対策への関わりやアウトリーチ活動体制の未整備が再確認された。プラットフォーム構築により、これらの課題が解決され、科学論文の実践での活用は促進されると考える。

　具体的なプラットフォーム構築に向けて、感染症対策における科学論文の政策策定や実践への活用に実績のある米国CDCが参考になる。米国CDCは、あらゆる健康と安全保障の脅威から米国内外にいる国民を守ることを目的とする連邦政府機関である[24]。具体的には、感染症対策部門の他に慢性疾患予防、傷害予防、母子保健、労働安全衛生、環境保健、健康増進など健康に関する分野を網羅的に組織しており、実地疫学、緊急時対応、サーベイランス、検査、情報発信の役割を担う。他の国でも類似機関をもっており、主に感染症対策を中心に、その国の法的措置や予算の中で独立して健康に関する研究、教育、緊急時実働を実践する。日本では、2003年のSARSへの対応以来、感染症をはじめとする健康危機管理のための独立した組織の創設について議論されてきた。これまで具体化が進まない状況が続いたが、COVID-19対応における科学的中立性の担保の困難さや、今後も起こり得る健康危機管理に期待される人材の育成の観点から、改めてJapan CDC（仮称）の設立が提言されている[25]。今回こそは、国の支援の下、独立した健康危機管理体制が整備され、次の危機に備え持続可能な形で効果的に運用されることが期待される。

　また、研究者が研究成果を発信するには、現場から収集された生きたデータが不可欠である。特に、全国を網羅する正確な大規模データの蓄積とその迅速な共有は、日本の感染症対策において喫緊の課題と言える。日本は、COVID-19対応の中で新型コロナウイルス感染者等情報把握・管理支援システム（HER-SYS）

や新型コロナウイルス感染症医療機関等情報支援システム（G-MIS）といったシステムを整えてきたが、医療機関も保健所もその機能が逼迫する中で、新たなシステムを構築し効果的に運用するのは難しい。COVID-19 の経験を活かし、データの正確性を検証し、課題があればすぐに修正でき、セキュリティ上安全に利活用できるデータシステムを平時から整備しておく必要がある。

4.2 公衆衛生人材の活用

　科学論文の実践での活用において、研究者、政策決定者、実践者、市民社会の4者間の連携不足が課題として挙がった。公衆衛生人材は、科学論文が感染症対策に活用される過程にある研究者、政策決定者、実践者になり得る。その理由は、公衆衛生学が、感染症対策を含む健康危機管理に必要な多岐にわたる分野を包含していることにある。公衆衛生学分野における大学院教育では、プロフェッショナリズム、リーダーシップ、システム思考、計画策定とマネジメント、情報科学の素養、コミュニケーション、国際性、多様性の理解と配慮、政策提言および社会実装への貢献を身に付けるべきコンピテンシーとしている[26]。研究者、政策決定者、実践者がこれらのコンピテンシーを習得することで、公衆衛生学をバックグラウンドに持つ研究者であり、政策決定者であり、実践者となる。例えば、病院や高齢者施設、会社、学校等にいる実践者が公衆衛生専門職であれば、平時からそれぞれのフィールドで、直接的な感染症対策のチェック機能を果たしたり、現場に即した対策の提案や研修や講習を提供したりすることができる。リスクコミュニケーションもまた、公衆衛生の領域である。公衆衛生専門職は、感染症に関する情報を正確にかつ迅速に市民社会に伝え、情報選択・処理能力、意思決定能力を高める役割を担うことができる。また、市民社会のヘルスリテラシーの向上やリスクコミュニケーションは、ステークホルダー間の連携を円滑にする。

　他方、前述した感染症対策のプラットフォームは、公衆衛生専門職の活躍の場になることも期待される。例えば、研究者が適時適切に研究を実行しその成果を公表する、政策決定者がプレプリントを含む科学論文を正しく解釈し活用する、実践者がエビデンスに基づく対策を講ずることで状況を改善する等、公衆衛生専門職がステークホルダーごとに支援を最適化することができる。さらに、プラットフォームそのものを公衆衛生人材の育成の場として活用することも可能である。

5 結論

　科学論文が感染症対策に有効活用されるためには、優秀な研究者、良質な科学論文、科学論文の公表の公正さ、エビデンスに基づき政策を策定する政策決定者、政策を現場で活かす実践者、市民社会において情報の受け手となる人々のリテラシーが必要である。そのためにまず必要なことは、感染症対策に関わる研究者、政策策定者、実践者を育成することである。次に、育成された彼らの技術や能力が持続的に向上されることが重要である。そして、研究の成果は、研究者、政策決定者、実践者を通じて最終受益者である市民社会に還元しなくてはならない。これらの要素は、独立した進展と相互の働きかけの両者があって効果的に作用することができる。このプロセスを循環させるためには、感染症対策を含む健康危機管理に対応する新たなプラットフォームの創設が必要である。

　公衆衛生学は、公衆の健康に関わるすべての専門領域に関連する学問である。公衆衛生専門職は研究者、政策決定者、実践者のいずれにもなり得ると同時に、市民社会の一員でもある。公衆衛生専門職は、エビデンスに基づきいかなる対策が最良であるか、また、十分なエビデンスがない中でどう対策するか、の両者を検討することができる。感染症対策の意思決定に関わる立場に公衆衛生専門職がいることで、科学論文はより的確に実践に活かされる。

6 教訓

　1980年代HIV、2003年SARS、2009年新型インフルエンザ等、これまで大規模に流行した感染症に科学をもって戦ってきたように、COVID-19パンデミックにおいても科学論文が公表され、社会の実践の場で活用されている。これまでの感染症と異なるのは、関連する科学論文の公表数が非常に多く、また公表が迅速であること、そしてICTの革新により情報伝播の方法と速度が変化したことである。こうしたCOVID-19パンデミックにおける経験は、今後の感染症対策に活かされるべきである。

研究環境の整備

　時に暗中模索の対応を余儀なくされる感染症対策であっても、科学者にとって

はエビデンスを探求することが必須である。これまでのように科学研究が感染症対策に貢献し得るものとなるためには、研究環境を整備し科学論文の公表を活発化させることが、感染症対策の強固な基盤となる。

他分野との協働を可能にするプラットフォームの構築

感染症対策は医学の専門家だけでは立ち向かえないので、他の自然科学や人文・社会科学分野の専門家、そして政策決定者や実践者との協働が必須となる。そのためには、必要なデータを蓄積し、活用し、異分野の専門家が政治から独立して対策を議論できるプラットフォームの構築が望まれる。

公衆衛生専門職の育成

研究者によって実証され科学論文として発信された研究成果は、政策に反映され、現場で適切に活用されることをもって、初めて市民社会の人々の利益として還元される。様々な情報が溢れる現在、市民社会の人々にとっては、自身の健康のために正しい情報を受け取り、そうした情報を生活の中で適切に活用するための情報処理および活用能力を高めることが、これまで以上に必要となる。そうした中にあっては、公衆衛生専門職へのニーズと活動の場は今後ますます増えることから、同分野に精通した人材育成が急がれる。

参考文献

1) WHO. Global research database on corona virus（COVID-19）. https://www.who.int/emergencies/diseases/novel-coronavirus-2019/global-research-on-novel-coronavirus-2019-ncov

2) 科学技術振興機構. 新型コロナ論文の動向. https://www.jst.go.jp/pdf/pc202012_2.pdf

3) Dawood FS, et al. Estimated global mortality associated with the first 12 months of 2009 pandemic influenza A H1N1 virus circulation: a modelling study. Lancet Infect Dis 2012; 12: 687-695.

4) 小柴等、他. COVID-19 / SARS-CoV-2 に関する研究の概況 — 2020年4月時点の論文出版等の国際的なデータからの考察. NISTEP DISCUSSION PAPER, No.181. http://doi.org/10.15108/dp181

5) 科学技術振興機構. 新型コロナウイルス感染症に関する世界の注目すべき研究開発動向. https://www.jst.go.jp/crds/covid-19/pdf/crds20200915-1.pdf

6) COVID NMA: multiple evidence source. https://covid-nma.com/living_data/

7) WHO. Country & Technical Guidance - Coronavirus disease（COVID-19）. https://www.who.int/emergencies/diseases/novel-coronavirus-2019/technical-guidance

8) WHO. Therapeutics and COVID-19: living-guideline. https://www.who.int/publications/i/item/therapeutics-and-covid-19-living-guideline

9) Fowler JH, et al. The effect of stay-at-home orders on COVID-19 cases and fatalities in the United States. medRxiv. https://doi.org/10.1101/2020.04.13.20063628

10）Medline A, et al. Evaluating the impact of stay-at-home orders on the time to reach the peak burden of Covid-19 cases and deaths: does timing matter? BMC Public Health 2020; 20: 1750.

11）Worby CJ, Chang HH. Face mask use in the general population and optimal resource allocation during the COVID-19 pandemic. Nat Commun 2020; 11: 4049.

12）Gandhi M, et al. Masks do more than protect others during COVID-19: reducing the inoculum of SARS-CoV-2 to protect the wearer. J Gen Intern Med 2020; 35: 3063-3066.

13）NIH. Masks Save Lives. https://www.nih.gov/masks-save-lives

14）Glasziou PP, et al. Waste in covid-19 research. BMJ 2020; 369: m1847.

15）Alexander PE, et al. COVID-19 coronavirus research has overall low methodological quality thus far: case in point for chloroquine/hydroxychloroquine. J Clin Epidemiol 2020; 123: 120-126.

16）林和弘．MedRxiv, ChemRxivにみるプレプリントファーストへの変化の兆しとオープンサイエンス時代の研究論文．STI Horizon 2020; 6: 26-31.

17）Gianola S, et al. Characteristics of academic publications, preprints, and registered clinical trials on the COVID-19 pandemic. PLoS One 2020; 15: e0240123.

18）Oikonomidi T, et al. Changes in evidence for studies assessing interventions for COVID-19 reported in preprints: meta-research study. BMC Med 2020; 18: 402.

19）科学技術振興機構．感染症に強い国づくりに向けた感染症研究 プラットフォームの構築に関する提言．https://www.jst.go.jp/crds/report/report04/CRDS-FY2020-RR-05.html

20）Weissman GE, et al. Locally informed simulation to predict hospital capacity needs during the covid-19 pandemic. Ann Intern Med 2020; 173: 21-28.

21）Bedford J, et al. Living with the COVID-19 pandemic: act now with the tools we have. Lancet 2020; 396: 1314-1316.

22）Blankenship M, Graham C. How misinformation spreads on Twitter. https://www.brookings.edu/blog/up-front/2020/07/06/how-misinformation-spreads-on-twitter/

23）Paakkari L, Okan O. COVID-19: health literacy is an underestimated problem. Lancet Public Health 2020; 5: e249-e250.

24）US CDC. https://www.cdc.gov/

25）一般社団法人 日本医学会連合．健康危機管理と疾病予防を目指した政策提言のための情報分析と活用並びに人材支援組織の創設．https://www.jmsf.or.jp/uploads/media/2021/01/20210126212816.pdf

26）井上まり子．日本のMPHに求められるコンピテンシー．公衆衛生 2020; 84: 713-717.

（リンク先は2021年4月30日アクセス可能）

クリティーク：専門家からのひとこと

　コロナ禍の現在ほど、科学が社会から求められ、科学の結果が政治や社会に迅速に反映されることはなかった。一方で、従来の科学における成果の公表までの遅さ、科学への不満や不信、政策策定者や市民が科学を受容する際に生じる齟齬、政治と科学の不安定な関係など、様々な課題が表出している。本章では、科学論文を実践や政策立案、市民社会の生活に活かす方策という観点から、上記の課題とその解決策について優れた叙述と議論を展開している。

　プレプリントを含むオープンサイエンス、科学の知見を感染症の専門家や公衆衛生専門職が実践者や政策立案者、市民社会に対し噛み砕いて要点を発信することなど、解決方法はすでに実行されてきている。一方、科学論文の存在意義ともなり得る科学性、中立性、情報の厚さなどが、これらを通じて毀損される可能性が指摘されている。

　新しい科学の在り方がその欠点を補いつつ世の役に立つためには、利他性と他者への敬意が重要だと筆者は考える。科学者は学に衒うのでなく、現在求められているものを真摯に追求し、迅速に研究結果を出す。情報発信者は、知識の差を埋めて適切な行動を起こしてもらうために、敬意を持って丁寧に発信する。科学には間違いが起こり得ることを肝に銘じて、批評には誠実に対応する。

　コロナ禍を奇貨としてステークホルダー間の相互理解が進み、信頼関係が構築され、本邦における社会と科学の関係が成熟することを願っている。

国立国際医療研究センター研究所糖尿病情報センター　医療政策研究室長
筑波大学医学医療系　准教授

杉山 雄大

健康危機管理におけるデータ共有の重要性

2021年1月、WHO の調査チームが中国湖北省武漢市に入った。COVID-19 の発生源は何か、媒介生物がいるならなぜ人に感染したのかを解明し、今後の対策に活かすためである[1]。この調査に至るまで半年以上の時間を要した。調査チームは市場やウイルス研究所、病院等を視察し、研究所からのウイルス流出は否定的であるが、発生源の究明には追加調査が必要との見解が示された[1]。中国政府は、ここ武漢市がウイルスの発生源ではないと主張している[2]。

同調査では COVID-19 発生初期のデータも確認されたが、開示を求めた174 ケースの詳細データは中国側から提出されなかった[3]。2019年12月1日以降、中国国内で広がった原因不明の肺炎患者の疫学・臨床データは、すでに論文公表されているが[4]、その信頼性を危ぶむ声も聞こえてくる。Web of Science に掲載された COVID-19 論文引用の上位10件は中国からの発信で、その科学的貢献は大きい。しかし、用いられたデータが偏っていれば、真に近づくことはない。

COVID-19 が最初に中国から報告されたことで、国際関係や政治的緊張がエビデンスの創出や検証に影響したことは否めない。これまで科学をもって戦ってきた感染症対策が、政治利用される様相を呈してきた。COVID-19 発生から1年で、世界の感染者数は1億人を超え、200万人超が死亡している。感染症に国境はなく、国際的に懸念すべき事態 PHEIC に陥っていることは明白である。感染症対策において、正確なデータの共有は要である。

（須藤 恭子・桑原 恵介）

参考文献

1) Zarocostas J. WHO team begins COVID-19 origin investigation. Lancet 2021; 397: 459.
2) Crossley G. WHO's Wuhan probe ends, U.S.-China bickering over COVID continues. Thomson Reuters. https://www.reuters.com/article/us-health-coronavirus-who-china-idUSKBN2AA15W
3) Goh B. China refused to provide WHO team with raw data on early COVID cases, team member says. Thomson Reuters. https://news.trust.org/item/20210213085331-subcj/
4) Huang C, et al. Clinical features of patients infected with 2019 novel coronavirus in Wuhan, China. Lancet 2020; 395: 497-506.

（リンク先は2021年4月30日アクセス可能）

第10章

孤独や孤立をどう防ぐ？
——コロナ禍でのソーシャル・インクルージョン

宮本 勝行・金森 悟・崎坂 香屋子

COIVD-19 パンデミック抑え込みに必要とされたフィジカル・ディスタンシングや接触制限に関する感染症対策は効果的であった一方、人々の社会関係において多くの負の影響をもたらした。本章では、その影響を特に強く受けた高齢者や社会的弱者に焦点を当て、彼らが経験した「生きづらさ」を取り上げる。さらに、ソーシャル・インクルージョンという理念に着目することで、コロナ禍で顕在化した「生きづらさ」を社会が１つとなって克服するための示唆を得る。

1 はじめに

　ソーシャル・インクルージョン（Social Inclusion）は、日常的にはやや聞き慣れない言葉であるが、日本語で「社会的包摂」と訳される。制度や社会の仕組み自体が意図せずとも生み出してしまった社会的に弱い立場に立たされている人や集団を、その社会的な排除や孤立の状態から救済するために、国民一人ひとりが相互に支え合うという概念である。ソーシャル・インクルージョンの必要性が提唱され始めたのは、1970〜80年代のフランスに遡る。当時、戦後復興と福祉国家の諸制度が達成されつつある中においても、移民や若年層の多くの失業者、障害をもつ人々など、そこから排除されている人々の存在を「豊かな社会の新しい貧困」と指摘する声が上がり、このような社会の状態を表してソーシャル・エクスクルージョン（Social Exclusion：社会的排除）という考え方が生まれた。その後、同様の社会課題を抱え、経済社会的な統合を目指していた欧州連合において、フランスで発祥したソーシャル・エクスクルージョンの考え方が浸透し、これを克服するための社会的・政策的概念としてソーシャル・インクルージョンが強調されるようになった[1]。

　日本において同概念が公式に使用され始めたのは、2000年に厚生省（現 厚生労働省）が発表した「社会的な援護を要する人々に対する社会福祉のあり方に関する検討会」の報告書である。この報告書が作成された背景には、それまで社会福祉制度が充実してきたにもかかわらず、経済環境の急速な変化、家族規模の縮小、都市環境の変化、人々の価値観の変化などといった社会経済環境の変化によって不平等や格差が新たに生み出され、それに対応できるだけの社会の機能が十分ではないことが指摘され始めたことがあった。本報告書は、ソーシャル・インクルージョンの必要性を知らしめ、すべての人々を孤独や孤立、排除や摩擦から援護し、健康で文化的な生活の実現につなげられる社会福祉の在り方が模索され始める契機となった[2]。

　しかしながら、それから約20年が経過した後、突如発生したCOVID-19パンデミックによって、社会システムにおける不平等や格差がさらに浮き彫りとなった。そして、我々は、ソーシャル・インクルージョンを実現するためには現在の社会システムに多くの課題があることを再認識した。COVID-19パンデミック以前までは孤独や孤立をさほど経験してこなかった人々が、生活の様々な場面

で社会との隔絶を経験することとなった。例えば、感染拡大を防ぐために帰省したくても帰省できないこと、育児・介護の悩みや相談を専門機関だけではなく家族や友人にも気軽に共有できなくなったこと、コミュニケーションの機会が減りこれまで通りの円滑な人間関係がうまくいかなくなったこと、などである。そして、これらに関連したストレスの増加、メンタルヘルス不調、身体への影響などが報告されている。さらに、「コロナ差別」と呼ばれた陽性者や濃厚接触者に向けられた差別や偏見は、コロナ禍で発生した新たな「排除」であった。

　本章の第2節と第3節では、感染症対策の上で重要な取り組みとされている外出自粛や、物理的に人と人との距離を置くフィジカル・ディスタンシング（Physical Distancing）の励行によって、新たに生まれた社会的孤立や孤独の影響を特に強く受けた高齢者や社会的弱者に注目し、彼らの身の回りに起こった問題や経験した「生きづらさ」について詳述する。さらに、第4節では、パンデミックにおいて多くの制約がある中でも、ソーシャル・インクルージョンを実現しようとする日本と海外の取り組みを取り上げる。

2　高齢者が経験した「生きづらさ」の現状

　高齢者はCOVID-19に罹患した場合、重症化や死亡につながりやすいハイリスクグループである。米国疾病予防管理センター（CDC）[3]によると、致死率は年齢が上がるほど高くなる。こうしたリスクに加えて、心疾患（心筋梗塞・うっ血性心不全）、末梢血管疾患、脳血管障害、呼吸器疾患（慢性閉塞性肺疾患、慢性肺疾患、気管支喘息）などの基礎疾患がある場合は、致死率はさらに高くなることが、国立感染症研究所の日本人のデータをもとにした研究結果からも報告されている（**表10-1**、次頁）[4]。

　このことからも、新型コロナウイルスの脅威から高齢者が自らの健康を守るためには、他の年齢層の人々よりも外出自粛や他者との物理的な接触をできるだけ回避することが重要な意味を持つ。その一方で、外出自粛や他者とのコミュニケーションを図れないことで、閉じこもり（外出頻度が極端に低い状態）や社会的孤立を助長する結果となった。社会的孤立とは、単身世帯の増加、婚姻率の低下、若者の社会的自立の遅れなどを背景として、家族や地域社会との関係が希薄となり、他者との接触がほとんどない状態とされている。こうした閉じこもりや社会

表 10-1　日本の COVID-19 入院患者レジストリにおける 60 歳以上の基礎疾患の有無別致死率（2020 年）（文献 4 より作成）

年齢区分	60 歳未満	60 ～ 64 歳	65 ～ 69 歳	70 ～ 74 歳	75 ～ 79 歳	80 歳～
基礎疾患なし						
患者数	5,879	304	304	215	171	141
死亡者数（致死率）	3（0.1%)	5（1.6%)	5（1.6%)	8（3.7%)	9（5.3%)	18（12.8%)
基礎疾患あり						
患者数	1,998	472	554	645	553	1,364
死亡者数（致死率）	20（1%)	21（4.4%)	40（7.2%)	49（7.5%)	71（12.8%)	280（20.5%)

2020 年 12 月 2 日時点で COVID-19 レジストリに登録された情報のうち、2020 年 9 月 30 日までに入院し、以下の主要項目［入院時基本情報（患者背景、曝露歴）、併存疾患、入院時の徴候・症状、入院中合併症、入院中薬剤投与歴、退院時転帰、入院中治療歴］の入力が完了した患者（死亡退院を含む）、433 施設 12,599 人を対象。

的孤立によって、日常の身体活動量や他者との交流機会の減少が引き起こされることは、多くの人々が経験している。

　では、このような状態が続くことは、高齢者にとって実際にどのような身体的、心理的、社会的な影響があるのだろうか。日本老年学的評価研究（JAGES）[5] が蓄積してきた研究結果の中には、閉じこもりや他者との交流が減ることが、短期的にも中期的にも様々な健康被害の引き金になることを示唆するものがある[6]。例えば、歩行時間が 1 日 30 分未満、外出頻度が少ない、友人と会う頻度が月 1 回未満などの高齢者は、3 年という研究期間の間に要支援以上の要介護認定になりやすかった[7]。別の研究では、運動の重要性とともに、他者との交流の必要性についても示唆されている。運動を週 1 回以上しておりスポーツ組織にも参加している高齢者と比べ、運動を週 1 回以上しているもののスポーツ組織に参加していない者は、4 年間で要介護状態になるリスクが 1.3 倍高かった。なお、運動は週 1 回未満だがスポーツ組織に参加している者では、統計学的に有意な違いは認められなかった（**図 10-1**）[8]。

　一方、外出自粛やフィジカル・ディスタンシングの推奨によって、保健医療福祉サービスの提供状況や、家族・友人・近所との付き合いなど社会関係づくりに至るまで、高齢者の生活を取り巻く環境は大きく変化した。628 か所の在宅介護事業者を対象にしたインターネット調査によると、要支援・介護者が

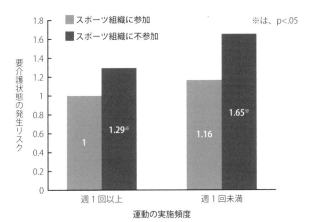

（年齢、性別、所得、学歴、婚姻状態、仕事の有無、健康状態、抑うつ、喫煙、飲酒を調整）

図 10-1　運動の実施頻度とスポーツ組織参加による要介護状態の発生リスク（文献 8 より作成）

COVID-19 を理由に介護サービスの利用控えをしているケースがあると回答した者は 70.4％に及んでいた[9]。また、日本訪問看護財団によるインターネット調査によると、149 か所の訪問看護ステーション（うち東京都特別区は 8.7％）では、2019 年の同期間（4〜8 月）と比較して、提供する訪問看護ケアのうち「リハビリを主とした訪問看護」「医療的ケアを主とした訪問看護」が減少していた[10]。

　高齢者を家族に持つ家族への影響も指摘されている。自治体によっては、「東京などの感染拡大地域から帰ってきた家族と同居している場合、その利用者には2 週間、デイサービスや訪問介護のサービス提供はできない」などの取り決めを設けているところも見られた。このような状況は、介護・療養を担っている家族にとっての負担の増加、そして、気分転換のための外出の機会の減少や友人などからの心理的支援を受けにくいことなどによるメンタルヘルスへの影響も考えられる。

3　社会的弱者が経験した「生きづらさ」の現状

　本節では、以前から社会的な弱者として「生きづらさ」を感じていた人々の中でも、COVID-19 パンデミックによってその被害の度合いや状況の悪化が顕著に強まった「家庭内暴力」「女性の自殺者」「外国人労働者などの在留外国人」に

焦点を当てる。

3.1 家庭内暴力の増加

　パンデミックが認定されて間もない 2020 年 4 月、国際連合（UN）はコロナ禍における家庭内暴力のリスク増加について「女性と女児に対する暴力：影のパンデミック」と題してその懸念を表明し [11]、各国政府に対して女性や子どもの人権擁護の必要性を訴えた。実際、世界のあらゆる国々において家庭内暴力の増加が報道・報告された。例えば、教育機関などの全面的封鎖など厳しいロックダウン政策をとったバングラデシュにおいて、農村部における 2,424 人を対象とした調査研究の中で、家庭内暴力の状況を調査（世界保健機関［WHO］質問票 [12]を使用）したところ、外出自粛命令発令中は、発令される前に比べて心理的暴力（言語による侮辱や脅迫など）、中度〜強度の身体的暴力、性暴力のいずれも増加したと報告されている（**図 10-2**）[13]。また、家庭内暴力などの専門機関への相談件数については、すべての国で増加した訳ではなく減少した国もあるが、相談件数の減少がそのまま家庭内暴力の減少を表しているとは言えず、各国で切迫した状況であることが危惧された。

　日本においても、前述の国連からの警鐘とともに 2020 年 4 月 10 日、橋本聖子内閣府特命担当大臣（男女共同参画）（当時）が、新型コロナウイルス問題に伴う家庭内暴力への対応に関するメッセージを表明した [14]。そして、日本政府の対策として、2020 年 4 月 20 日に家庭内暴力相談窓口事業の拡大のため、内閣府が「DV 相談＋（プラス）」を開設した。開設後 30 日間で、電話相談 2,487 件、メール相談 1,048 件、ソーシャル・ネットワーキング・サービス（SNS）相談864 件と多くの相談が寄せられた。また、都道府県が設置している配偶者暴力相談支援センターに寄せられた相談件数は、2020 年 4 月に 13,223 件であった。これは、前年 4 月の 10,295 件から約 3 割の増加で、過去 15 年以上にわたって増加傾向にある家庭内暴力の現状に拍車をかける結果となった [15]。

　家庭内暴力の実際の発生件数をつかむためには、被害者などによって報告されないことも多いため、報告件数だけでは過小評価とされている。それにもかかわらず、コロナ禍において、外出自粛やフィジカル・ディスタンシングの推奨は、暴力の助長や被害者などが報告することに対して物理的な制約を生んだ。外出自粛により加害者と距離を置くことが難しくなり、相談機関へコンタクトをとる機会や、シェルター（避難所）や公共施設などへの逃避・避難アクセスが、時間的・

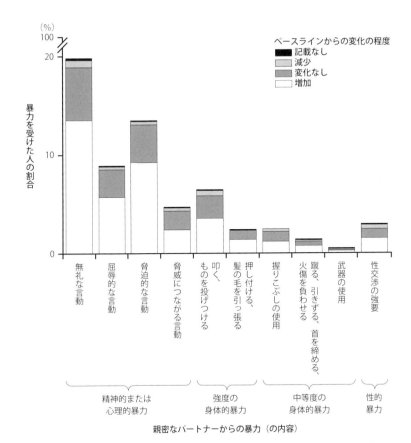

図10-2 COVID-19 パンデミックにおける親密なパートナーからの暴力の増加頻度
（文献13 より著者ら訳）

物理的に制約を受けた。また、被害者自身、感染への恐怖によって医療機関など
に行けないといった声もあった。経済的な困窮は家庭内暴力を増加させることが
明らかとなっており、外出自粛や緊急事態宣言によって生活困窮状態に陥った家
庭において、家庭内暴力が新たに発生したり、助長されたりした可能性は拭えな
い。これらのことからも、外出自粛やフィジカル・ディスタンシングによって、
家庭内暴力が「報告されない」「報告できない」状況が強まり、被害を受ける者
がこれまで以上の生きづらさを感じていると推察することは、今後の対策を考え
る上で重要である。

3.2　女性の自殺件数の顕著な増加

　2020 年 1 月から 6 月の自殺件数は前年比で低かったが、2020 年 7 月から急な上昇を見せ始め、同年 10 月には前年同月の 1.4 倍（2,158 件）になった。社会的な危機や大きな天災などが発生した直後は、死への恐怖感が強まることや、社会的な連帯感が強まることなどを背景に、自殺者数が減少する傾向にあることは過去多くの研究で取り上げられてきた。さらに、それまでに引き起こされた様々なストレスや社会生活の変化による緊張感で、自殺件数が上昇に転ずるとされている。コロナ禍における自殺件数の増加にも、類似の傾向が見られる。

　警察庁のデータをもとに、厚生労働大臣指定法人いのち支える自殺対策推進センターがまとめた報告書によれば、2019 年と 2020 年の各月の自殺死亡率差における年齢階級別寄与度を分析した結果、女性の自殺件数、特に「同居人がいる女性」や「無職の女性」が、男女全体の自殺死亡率を上昇させていることが明らかになった 16)。このことは、2020 年 4 月以降に女性の非正規雇用の職員・従業員が著しく減少していたこと 17) と重ね合わせると、コロナ禍で生じた女性の失業が自殺件数の増加に関与していることが推察できる。

　高齢者の介護の担い手に女性が多いことや、家庭内暴力、そして、労働条件の深刻化や解雇の問題など、コロナ禍において女性を取り巻く社会的な環境は大きく変化した。これらのことが女性の自殺件数の増加に影響を与えているのだとすれば、ソーシャル・インクルージョンを考える上で、女性に注目することは妥当であろう。

3.3　外国人労働者をはじめとした在留外国人を取り巻く状況

　日本のコロナ禍において大きな問題の 1 つとして浮かび上がったのが、在留外国人、特に技能実習生 18) や外国人労働者に対する問題である。パンデミック当初、外国人に対する差別や偏見に関する内容の報道が目立った。その中には、COVID-19 が一国で発見された後、世界的に感染拡大し、日本に "持ち込まれた" ことで、「外国人はより感染している」などの誤った認識もあった。また、日本とは異なる文化や習慣も、この差別や偏見の助長に関連していたと考えられる。例えば、コロナ禍以前から日本のように日常的にマスクを着用する習慣がないこと（マスクは病気を患う人が使用するものであり、予防としてのマスク着用の文化がない国も多い）、挨拶やコミュニケーションの場面で握手やハグなどの身体

的な接触の機会が多いこと、生活様式や生活水準から集団での居住が多いこと、などである。また、これらのことは外国人のコミュニティや家庭内において、クラスターが発生しやすい潜在的な要因でもある。

　これらの差別や偏見が、外国人技能実習生を取り巻く就労状況の悪化にも拍車をかけた。いわゆる"コロナ解雇"と呼ばれる、コロナ禍によって経営状況が傾いた事業所による技能実習生の解雇が相次いだ。厚生労働省がまとめた報告によれば、COVID-19 の影響で解雇された技能実習生は 2020 年 11 月時点で 4,794人に及んだ。予定していた実習期間に満たず解雇通知を受けた実習生も多かったとされる。出入国在留管理庁の報告では、自国のロックダウンや経済的負担の大きさから、帰国したくても帰国が困難となった在留外国人は、技能実習生で約35,000 人（2020 年 12 月 18 日）、留学生で約 12,000 人（2021 年 1 月 1 日）に上った。

　このように解雇された技能実習生は、定期的な収入が減ることによって、以前からそれほど高くなかった生活水準が低下し、一層弱い立場に立たされた。さらに、相部屋での集団生活という元々の生活条件、外出自粛によりフィジカル・ディスタンシングの保持が困難だったことも影響し、在留外国人の間でのクラスターが報告されるようになった[19]。また、同居している働き手も家庭内感染によって働けなくなるなどの悪循環に陥るケースもあった。この状況を受け、出入国在留管理庁は 2020 年 9 月に、2020 年 4 月以降に解雇された技能実習生に転職を許可する特別措置や、実習終了後も帰国が困難となっている技能実習生の別職種への再就職を認める措置を講じた。

　加えて、コロナ禍における在留外国人の情報アクセスの問題も顕在化した。在留外国人と一口に言っても出身国は多様であり、英語を話せない外国人も多い。彼らのような在留外国人にとっての共通言語は日本語であるが、国や各自治体が配布している重要な行政手続きや保健医療情報に限って、外国人にとっては理解が難しい単語や文体で発信されている。「やさしい日本語[20]」を使って情報発信している自治体なども少なくはないが、在留外国人が自ら保健行政機関などに問い合わせて情報を取りに行く心理的な壁は我々が想像するよりも大きい。そのため、彼らの第一次的な行動は、コミュニティ内のリーダーや仲間などに助けを求めることが多い。このことから、在留外国人の所属するソーシャルメディアやコミュニティ・プラットフォームに情報が共有されない限り、発信された情報のタイムリーな活用は難しい。東京都は 14 言語に対応した新型コロナウイルスサポー

トセンターを開設し、相談者を担当地区の保健所につなげる取り組みをしていた。しかし、他の多くの自治体が同様に取り組むことは、費用や人的リソースの面からも難しく、在留外国人の正しい情報へのアクセスは多くの制限を受けている状況であった。

4 コロナ禍におけるソーシャル・インクルージョンの実践事例

本節では、コロナ禍においても制度や仕組みから取り残されがちな人々を支援する活動、つまり、ソーシャル・インクルージョンの理念をその一部でも実現している日本や海外の好事例を紹介する。

4.1 コロナ禍でも運動の機会創出に取り組む「まいにち、くちビル」プロジェクト

このプロジェクトは、一般社団法人グッドネイバーズカンパニー[21]が中心となり、高齢者の「食べる力」を楽しく鍛えることによるフレイル（加齢に伴う予備能力低下のため、ストレスに対する回復力が低下した状態）予防を目的として2016 年に考案された「くちビルディング」というスポーツ競技がもととなっている。「くちビルディング」を活用した運動プログラムも作成され、それに 1ヵ月間参加した高齢者の舌圧、開口力、呼吸機能（ピークフロー値）が有意に向上したという成果が認められている。「くちビルディング選手権」と称したスポーツ大会として全国の医療機関・高齢者施設・自治体などで開催されてきたが、コロナ禍において 3 密を避ける理由から開催ができなくなった。

そこで、クラウドファンディングによって知名度を上げながら同時に資金を調達し、誰にでもわかりやすい日めくり型のプログラム指南書として「まいにち、くちビル」を制作し、高齢者向けのデイサービス、地域サロン、訪問診療、医療施設や介護施設、社会福祉協議会、自治体など全国 200 か所以上に無料で配布する活動を行った。制限の多い状況において、フレイルを構成する三要素（身体的要素、精神的要素、社会的要素）のうち「身体的要素」に注目し、高齢者が 1人でも実践できる口腔・咀嚼機能を落とさないための運動について、その機会の創出という環境づくりに貢献した。

前述したように、外出自粛によって引き起こされる閉じこもりによる身体活動量の減少は、短期的にも中長期的にも健康被害をもたらすことが明らかなことか

ら、高齢者に運動をしてもらう機会を創出することは、ソーシャル・インクルージョンの考え方にも通じる。2021 年 1 月現在、「まいにち、くちビル」の無料PDF 版がダウンロード可能である[22]。

4.2　コミュニティナースを中心に住民個別のニーズに取り組む"地域おせっかい会議"

　コミュニティナース（Community Nurse）という言葉は日本では聞き慣れないが、海外では、コミュニティ・ヘルス・ナース（Community Health Nurse）などの呼称で、地域のニーズに根付いた草の根レベルの保健医療サービスを提供する専門職として活躍している。島根県雲南市に本社・拠点を置く Community Nurse Company 株式会社[23] は、このコンセプトを取り入れて「コミュニティナース」という呼称を用いて、必ずしも医療資格があるかどうかにこだわらず、現行の福祉サービスや制度ではアプローチできない人々への日常的な支援の実践や、地域の助け合いを促進することができる人材育成に取り組んでいる。そして、コミュニティナース、医療従事者、住民、地元の企業など様々な「強み」を持った多職種による "地域おせっかい会議" というプラットフォームを設立した。住民個々のニーズや日常生活の中の困り事などに気付いたメンバーは、この "地域おせっかい会議" に持ち寄って、必要なアプローチ（"良いおせっかい"）を話し合い、実践するのである。具体的な "地域おせっかい会議" による取り組み[24] の一部を以下に紹介する。これらは、コロナ禍の外出自粛やソーシャル・ディスタンシングによって、他者との物理的な距離を保たなければならない環境において発案され、実践された事例である。

- 「買い物をしたい」という難病の方の想いに対して、医療従事者、スーパーの店員、市役所職員や福祉タクシー業者などが協働して、本人が買い物を実現できる仕組みを作り上げた
- 放置果樹であった梅の実をいただく代わりに、高齢化による生活自立度の低下などが理由で庭などの手入れができない世帯に対して草刈りをして環境整備をした
- 地域自主組織による高齢者世帯への定期訪問の際、ある独居高齢者が製作する手作りかごを一緒に配布するという取り組みを発案・継続したことで、その独居高齢者の地域社会における役割や他者との接触・つながりの機会を創出した

いずれの活動においても、「してあげる・してもらう」という一方的な関係性の上に成り立つものではなく、住民を含めた多くの関係者同士の関わり合いや協力によって成立し、関係者一人ひとりの役割、ニーズ、価値が生まれていることが窺える。このことはソーシャル・インクルージョンを実現する社会づくりのためのキーワードであろう。

4.3 Lo Spaccio di Cultura (The community concierge：コミュニティ・コンシェルジュ)

ソーシャル・インクルージョンに関する海外の事例として、イタリアの「コミュニティ・コンシェルジュ」[25]がある。これは、国内14か所の都市におけるソーシャル・インクルージョンを活発にするための国家プログラム[26]によって、一般応募の中から選ばれ実践された事業の1つである。88万人以上の人口を抱えるトリノ市における本プロジェクトは、飲食店、雑貨店、ペットショップ、コインランドリー、図書館や書店、美容院や理容院などの事業団体やスキルを持った個人が登録されている「コミュニティ・コンシェルジュ」というウェブサイトから、住民が自身のニーズに合わせて必要なサービスを申し込み、そのサービスが自宅まで提供される仕組みを作り上げた。住民個別のニーズが各事業者を助けるとともに、彼らのニーズも満たされるという好循環を生んだ。このサイクルを通して、地域のつながりや助け合いの精神を育むという付加価値が特に注目されている。

イタリアは他の欧州諸国と同様に多くの感染者が発生し、マスク着用の義務化や飲食店の規制など日本に比べて強力なロックダウンの措置がとられた国の1つである。本プロジェクトの紹介記事[26]の中で、「パンデミックが人々を屋内に閉じ込め、孤独感を増幅し、助けを必要としている人々の危機感を増大させている今こそ、地域のつながりが非常に求められている。(著者ら訳)」と述べられている。この事例のように、地域のつながりを第三セクター(公的機関と民間企業による協働事業体)として具現化することで、ソーシャル・インクルージョンのための社会の仕組み作りに貢献できている点は、日本の社会や行政も学ぶことが多い。

5 結論

感染後の重症化や死亡リスクが高くなる高齢者にとって、感染を予防する外出

自粛やフィジカル・ディスタンシングの励行は、フレイルのリスクが高まる「諸刃の剣」になり得ることがわかった。また、新しい生活様式は、高齢者と同居し、在宅療養や介護の担い手となっている家族への負担が増加する状況を招く可能性があり、高齢者本人だけではなく、周囲の人々にとってもこれまでになかった「生きづらさ」が生まれた。

外出自粛やフィジカル・ディスタンシングの影響は高齢者に限定したものではなく、家庭内暴力の増加にも影響したことが、専門機関への相談件数からも推察できる。また、2020年の自殺件数の動向は昨年までのものとは異なり、特に女性の自殺件数の増加が顕著であった。女性が抱える悩みや問題がコロナ禍で増幅し、自殺件数の増加につながったと推察できる。

社会的に弱い立場にある集団の1つである在留外国人においては、「外国人」という理由で彼らに向けられた差別や偏見、"コロナ解雇"による突然の生活困窮、必要な保健医療情報へのアクセスの難しさなど多くの「生きづらさ」を感じ、新型コロナウイルス感染への負のサイクルも生まれていた。

そして、コロナ禍においてもソーシャル・インクルージョンを実現する社会づくりに貢献しているとして紹介した日本と海外の事例は、いくつかの点で共通していた。それは、住民個別のニーズを拾い上げる仕組みを作り上げ、今ある資源で対応する、対象である住民もその取り組みに巻き込むことで提供する側とされる側の垣根が取り除かれ、双方にとっての価値や社会的役割を創出している、という点であった。事例から読み取ることができたこれらのことは、ソーシャル・インクルージョンの実現に欠かせない要素である。

6 教訓

COVID-19パンデミックという予想もしなかった危機的状況において、ソーシャル・インクルージョンは、感染症対策、特に外出自粛やフィジカル・ディスタンシングの持つ負の側面を補うために有用な考え方である。しかしながら、自然災害やパンデミックなどの緊急時に新たなソーシャル・インクルージョンの取り組みを迅速に打ち出すことは容易ではない。第4節で紹介したソーシャル・インクルージョンに関する好事例は、いずれも平時において発案され取り組まれていた活動であった。そして、それまでのアプローチや実践方法を柔軟に工夫する

ことで、危機的状況においても取り組みの理念を貫くことができている。

平時からの住民個別のニーズに対応できる官民連携事業

コロナ禍で新しい生活様式が導入されたことにより、集団や個人の抱えるニーズは多種多様となり、直面する問題の背景や要因も複雑化した。集団に対する機能に強みを持つ地方自治体にとって、このような個別のニーズに対応することは困難であった。また、COVID-19パンデミック下において、個別のニーズを拾い上げられる仕組みを作り上げる時間も余力もなかった。これらの経験から、ソーシャル・インクルージョンの実現には、民間の企業や支援団体の持つ持続性や強靭性を活かした官民連携が重要な意味を持つ。

地域住民の能動的な参加のエンパワメント

ソーシャル・インクルージョンの実現のためには、地方自治体や民間団体が必要な機会や解決策を提供するばかりではなく、住民参加が重要であることを学んだ。ソーシャル・インクルージョンに関連した活動の立案段階から住民を巻き込むことで、地域社会における役割やつながりの機会の創出につながる。このことから、地方自治体や民間団体に求められていることは、地域住民自らがこのような活動に参画する意思決定ができるようになるためのエンパワメントである。

地域社会にある個別のニーズや「生きづらさ」を知る

ソーシャル・インクルージョンを実現する社会をつくり上げるため、我々が個人で取り組めることは、人々のニーズは想像を超えて様々であるという現実を知ることである。コロナ禍の影響を特に強く受けたとして取り上げた高齢者、女性、在留外国人の他にも、平時から福祉・公共サービスではカバーできず、「生きづらさ」を感じている人々が多くいる。被虐待児童の状況、LGBTQ（性的少数者の総称）への支援不足や脆弱性、ホームレスやネットカフェ難民など生活困窮者の保健医療へのアクセスの難しさ、被災避難所における3密回避の難しさなど、人々の抱える「生きづらさ」は多種多様である。このような現状を知ることなしに、ソーシャル・インクルージョン実現のための社会づくりを考えることは難しい。

参考文献

1) 岩田正美. 社会的排除 参加の欠如・不確かな帰属. 東京：有斐閣. 2008; 16-22, 165-182.
2) 厚生労働省.「社会的な援護を要する人々に対する社会福祉のあり方に関する検討会」報告書. 2000. https://www.mhlw.go.jp/www1/shingi/s0012/s1208-2_16.html

3) Center of Disease Control and Prevention. Overweight, Obesity and Severe Obesity. 2021. https://tinyurl.com/y3yuowa4

4) 国立感染症研究所．COVID-19レジストリデータを用いた新型コロナウイルス感染症における年齢別症例致命割合について．2021．https://www.niid.go.jp/niid/ja/diseases/ka/corona-virus/2019-ncov/2488-idsc/iasr-news/10080-491p03.html

5) 日本老年学的評価研究．日本老年学的評価研究．2021．https://www.jages.net/

6) 木村美也子、他．新型コロナウイルス感染症流行下での高齢者の生活への示唆：JAGES研究レビュー（Press Release No: 210-20-1）．2020．https://www.jages.net/?action=common_download_main&upload_id=8670

7) 平井寛、他．地域在住高齢者の要介護認定のリスク要因 AGESプロジェクト3年間の追跡研究．日本公衛誌．2009; 56: 501-512.

8) Kanamori S, et al. Social participation and the prevention of functional disability in older Japanese: the JAGES cohort study. PLoS ONE. 2014; 9: e51061.

9) 結城康博．新型コロナ問題における在宅介護サービスの実態調査報告．2020．https://www.tcsw.tvac.or.jp/bukai/kourei/news/documents/syuuchiyuukihoukoku.pdf

10) 公益財団法人 日本訪問看護財団．日本訪問看護財団WEBアンケート 第3弾新型コロナウイルス感染症に関するアンケート～感染症発生状況と経営に及ぼす影響～．2020．https://www.jvnf.or.jp/wp-content/uploads/2020/10/201028COVID-19_chousa3.pdf.

11) United Nations Human Rights Office Of The High Commissioner. 2020. https://www.ohchr.org/EN/NewsEvents/Pages/DisplayNews.aspx?NewsID=25749&LangID=E

12) World Health Organization. WHO multi-country study on women's health and domestic violence against women – Report initial results on prevalence, health outcomes and women's response. 2005.

13) Hamadani JD, et al. Immediate impact of stay-at-home orders to control COVID-19 transmission on socio-economic conditions, food insecurity, mental health, and intimate partner violence in Banglaceshi women and their families: an interrupted time series. The Lancet Global Health. 2020; 8: 1380-1389.

14) 内閣府男女共同参画局推進課暴力対策推進室．新型コロナウイルスに関連したDV対策の取組について．共同参画．2020; 6: 2-5.

15) Ando R. Domestic Violence and Japan's COVID-19 pandemic. The Asia-Pacific Journal. 2020; 18, 5475.

16) 厚労省大臣指定法人 いのち支える自殺対策推進センター．コロナ禍における自殺の動向に関する分析緊急レポート．2020．https://3112052d-38f7-4601-af43-2555a2470f1f.filesusr.com/ugd/0c32a8_91d15d66d1bf41a29a1f41e8064f4b2b.pdf

17) 総務省統計局．労働力調査．2021．https://www.stat.go.jp/data/roudou/sokuhou/tsuki/index.html

18) 厚生労働省．外国人技能実習制度について．https://www.mhlw.go.jp/stf/seisakunitsuite/bunya/koyou_roudou/jinzaikaihatsu/global_cooperation/index.html

19) the japan times. Japan faces balancing act over virus clusters among foreign nationals. 記事掲載2020年11月22日．https://www.japantimes.co.jp/news/2020/11/22/national/social-issues/coronavirus-clusters-foreign-nationals-japan-discrimination/

20) 「やさしい日本語」科研グループ．やさしい日本語．2018．http://www4414uj.sakura.ne.jp/Yasanichi/

21) Good Neighbors Company. Good Neighbors Company. https://gnc.or.jp/

22）一般社団法人グッドネイバーズカンパニー．「まいにち、くちビル」PDF版無料ダウンロード開始しました！．https://kuchi-building.jp/information/806.html

23）Community Nurse Company 株式会社．Community Nurse Company. https://community-nurse.jp/

24）Community Nurse Company. note. https://note.com/cnc_note

25）pon metro. #Trino: Una portineria di quartiere che offer competenze e abilita diverse per soddisfare I bisogni dei cittadini. 記事掲載2020年4月23日. http://www.ponmetro.it/2020/04/23/torino-una-portineria-di-quartiere-che-offre-competenze-e-abilita-diverse-per-soddisfare-i-bisogni-dei-cittadini/

26）pon metro. National operational programme "Metropolitan cities 2014/2020". 2020. http://www.ponmetro.it/eng/

（リンク先は2021年2月27日アクセス可能）

クリティーク：専門家からのひとこと

　COVID-19パンデミックによって、人との接触が制限され、社会から孤立する人の増加が懸念される。実際、コロナ禍に行われた調査では、全年齢層において、パンデミック前と比べて社会的孤立者は増加していた[1]。また、パンデミックを契機に孤立するようになった人は、それ以前から一貫して孤立状態にある人と比べ、孤独感が高く、COVID-19への恐怖心が強い傾向があった[1]。COVID-19パンデミックによって生じた社会的孤立には特に重点的に対策を講じる必要があり、ソーシャル・インクルージョンに留意した社会づくりの重要性はますます高まっている。

　ソーシャル・インクルージョンに関連する主な動向として、「持続可能な開発目標（SDGs）」や「地域共生社会の実現」が挙げられる。両者とも、属性や立場を越え、誰もが何らかの役割を持てる社会の創出を目指している。しかし、役割を持つというのは、口で言うほど簡単なことではない。米国の老年学者であるLawtonは、社会的役割を持つことを最も高次の生活機能と定義している。社会的役割は、生活機能が低下した場合に最初に失われやすい能力ということになる。

　誰もが何らかの役割を持てるようにするための第1歩は、互いの境遇、考え方、感じていることに思いを巡らせることだろう。いわば、「想像力」である。不幸中の幸いと言うべきか、今回のCOVID-19パンデミックは、平時には見えにくかった様々な立場の人が抱える生きづらさを顕在化させ、人々に自分とは異なる立場の人のことを考え、知るきっかけを与えてくれた。互いのことを想像し合える社会に少しは近づいたかもしれない。COVID-19は、今後数年かけて収束していくだろう。しかし、ソーシャル・インクルージョンが体現された社会の実現の歩みは止めてはならない。それが「ウィズ / アフターコロナ時代」に我々に課せられた使命だと考えている。

東京都健康長寿医療センター研究所　社会参加と地域保健研究チーム・研究副部長

村山 洋史

参考文献

1）Murayama H, et al. Increase in Social isolation during the COVID-19 pandemic and its association with mental nealth: Findings from the JACSIS 2020 study. Int J Environ Res Public Health. 2021; 18: 8238.

障がい児を抱えたひとり親家庭が直面した困難

　子ども食堂を帝京大学大学院公衆衛生学研究科の仲間と立ち上げ、ひとり親を中心とする経済的困窮家庭を対象に運営している。保健医療の専門職、地域住民、児童福祉職、教育者がボランティアとなり、5年間で4,663食を提供した。コロナ禍でほとんどの子ども食堂が休止する中、2020年2月1日には会食を弁当配布に切替え、米や野菜等の食品提供を開始して支援を増強した。

　同年3月8日に始まった一斉休校では、特別支援学校と放課後等デイサービス、対面の公的育児支援も休止し、障がい児等の育児負荷がひとり親にのしかかった。10代後半のある障がい児は、休校により運動量が減ったことで寝つきが悪くなり、明け方まで公営住宅の壁に頭を打ち付けるようになった。そのため、夜中に親は自分より体の大きい子どもの手を引いて散歩させ、明け方に寝かしつけていた。そうした中、日中に就労していた親が体調を崩してしまった。また、医療的ケア児を持つあるひとり親家庭では、自営業の親が仕事を失い、深夜のコンビニと早朝の新聞配達を掛け持ちした。日中はデリバリーの仕事を入れ、子どもを置いて家を空けざるを得なくなった。休校や公的支援停止の際には、障がい児等を育てるひとり親家庭には特に支援が必要であることを痛感した。

　通常なら公的支援に先駆けて支援を開始する民間ボランティアによる対面支援が、1年経った今もほぼ再開されていない。次のパンデミックに備え、彼らが安全に活動できるよう、対面支援を行う際の感染対策を共有していきたい。

（齋藤 宏子）

第11章

働き方はどう変わる？
──テレワークにおける健康問題

入野 志保・金森 悟・崎坂 香屋子

世界各国に比べ、日本では馴染みの薄かったテレワーク。コロナ禍においてその状況は変わり、感染症対策の一環として日本でも拡がりを見せている。多くの企業では十分な準備のないままテレワークが開始され、人々の働き方や生活が大きく変化したことに伴い、新たな健康問題が生じている。これらの状況を明らかにするとともに、人々が健康的に働く上で必要な視点を探る。

1 はじめに

2020 年 2 月 25 日、新型コロナウイルス感染症対策本部で「新型コロナウイルス感染症対策の基本方針」が決定されて以降、患者・感染者との接触機会を減らす観点から、テレワークの活用が積極的に進められてきた。これまで多くの人にとって馴染みの薄かったテレワークが、急速に拡がりを見せることとなった。新しい働き方を受け入れるための十分な準備がなされていなかったことに加え、緊急事態宣言中は普段の生活との違いが大きかったこともあり、この新しい働き方に馴染めない人や健康問題を抱えた人もいた。

本章では 3 つの柱に沿って、テレワークという新しい働き方を検討していく。第一に、日本におけるテレワークの形と普及状況を他国と比較することにより、新しい働き方で我々の生活がどのように変わっていくのかを考える。第二に、テレワーカーとその周囲の人々に生じ得る健康問題を把握する。第三に、それらの健康問題の解決方法や、今後日本においてテレワークを新しい働き方として受け入れるために必要なことを論じる。

2 テレワークが導入された経緯とコロナ禍での普及

2.1 テレワークという働き方

テレワーク（telework）とは、「離れたところにいながら（tele）仕事をする（work）」ことを示す造語であり、情報通信技術（ICT）等を活用し普段仕事を行う事業所・仕事場とは違う場所で仕事をすることと定義され、時間や場所にとらわれない柔軟な働き方と考えられている[1]。テレワークは大きく雇用型、自営型に分けられ、雇用型はさらに在宅型、モバイル型、施設利用型の 3 つに分類される（**表 11-1**）[2]。今回のコロナ禍では、3 密や感染リスクの回避、ソーシャルディスタンシングを保つ目的で、自宅を就業場所とする在宅型テレワーカーが増加した。

2.2 各国のテレワーク導入の経緯

テレワークの導入のしやすさには、労働時間制度と雇用方法の 2 つが大きく関

表 11-1　テレワークの主な形態（文献 2 より）

分類		概要
雇用型	在宅型	従業員の自宅で仕事を行う働き方
	モバイル型	顧客先、移動中の車内などで仕事を行う働き方
	施設利用型	サテライトオフィスなどの施設を利用して仕事を行う働き方
自営型		個人事業者や小規模事業者などが IT を活用して行う働き方

わっている。米国では交通混雑緩和や環境問題対策としてテレワークの導入が始まり、災害、9・11 のテロ、ガソリン価格の高騰を経て、2010 年のテレワーク強化法が後押しとなり普及していった[3]。さらに、「頭脳労働者脱時間給制度」とも訳されるホワイトカラーエグゼンプション（white collar exemption）という制度により、多くのホワイトカラーを労働時間規制の適用除外として扱っており[4]、勤務時間の把握が難しくなるテレワークに従事する労働者向けにも活用されている。

　一方、欧州では、2000 年に「リスボン戦略」が採択され、高い失業率に対する ICT による産業の強化施策と雇用創出を目指し、欧州連合レベルでテレワークが推し進められることになった[3,4]。そして、2002 年 6 月に欧州経営者団体と労働組合団体の間で調印された「テレワークに関する枠組みの合意書」がさらにテレワークを推進させた。これは、テレワークの目的、定義と範囲、雇用条件、データの保護、プライバシー、機器、健康と安全、働き方、トレーニング、団体としての権利、実施とフォローアップなどについての大枠を労使で合意したものである[4]。しかし、その普及率は国によって差があり、北欧諸国で高く南欧諸国で低い傾向にある[5]。その差には地理的要因も関係しているが、米国と比較してドイツやフランスでテレワークの普及が進まなかった背景に、労働時間制度の厳格さが挙げられる[3]。

　雇用方法に着目すると、日本や韓国はメンバーシップ型制度であるのに対し、欧米はジョブ型制度が一般的である。まず人材を採用し育成を行うメンバーシップ型制度では、社内でのコミュニケーションや残業時間など評価基準にやや曖昧な部分がある。一方、ジョブ型は社内の各ポストの職務内容を明確にし、その能力を持った人材を起用する制度である。仕事内容の一つひとつが職務内容記述書（ジョブ・ディスクリプション）によって規定されている。ジョブ型制度の下での評価は、プロセスよりも成果に基づいて行われることから、物理的に仕事のプ

ロセスの管理が難しいという特徴を持つテレワークにとって相性がよいとされている。

　日本においてテレワークを導入する際の課題の1つとして、ジョブ型制度で用いられる職務内容記述書の明確化の必要性は、以前より指摘されていた。同じメンバーシップ型をとっている韓国では、2010年に大統領がテレワーク推進を発表した。スマートワークと呼ばれ、このためのセンターの設置が進んでいる[4]。日本と同様、アジアの中では韓国も積極的な推進政策をとっている国である。

2.3　コロナ禍における各国のテレワークの普及

　コロナ禍においては、各国がテレワーク導入のための手続きの簡素化や補助金支給を行ったことから[6]、テレワーク普及率が増加した。図11-1に示す通り、COVID-19拡大後にテレワークを始めた人の比率は、ほとんどの国でそれ以前よりテレワークをしていた人の比率を上回っている。コロナ禍以前からテレワークをしていた人とコロナ禍をきっかけにテレワークを始めた人の両者を合わせたテレワーク率では、日本が最も低い（31%）。各国で、テレワーク率やコロナ禍後のテレワーク率の伸びに見られる背景には、ロックダウン政策の厳しさが関係していると言われている。2020年7月時点の調査によると、ロックダウンが厳しい国ほどテレワーク率が高いという強い相関が示されている[7]。

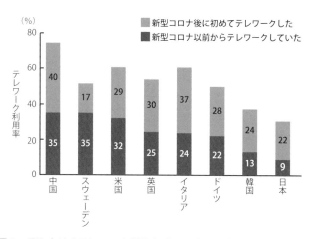

図11-1　世界8ヵ国におけるテレワーク利用率（2020年7月）（文献7より）

2.4 日本のテレワーク導入の経緯

　日本におけるテレワークの黎明期は 1984 年頃である。米国で普及し始めた新しい勤務形態を参考として、本社を都心に持つ日本電気株式会社（NEC）がテレワークを取り入れた。女性の離職を防ぐ目的で、都心のオフィスよりも通勤しやすいであろう吉祥寺にサテライトオフィスを置き、同様の業務環境を整備した[8]。しかし、これは Information Network System（INS）と呼ばれる新しいデジタル総合通信ネットワークの活用可能性を探るための実験的要素が強く、以後、この目的でのテレワークの普及は進まなかった。

　1986 年末からのバブル経済期に地価が高騰すると、都心で十分なスペースを持つオフィスを確保できない、“通勤地獄”、企業の魅力を高める必要性への対策として、テレワークを導入する動きが起きた。1991 年初頭のバブル経済崩壊後、テレワークの導入は一時的に影を潜めたが、オフィスや自宅へのインターネットやパソコンの普及により業務改善の手段として盛り返した。

　こうした流れを大きく進めたのは、2006 年に第 1 次安倍内閣が表明したイノベーション創造に向けた長期の戦略指針「イノベーション 25」である。これにより、ICT 活用による社会変革実現を掲げた総務省、多様な働き方の実現を掲げた厚生労働省、企業価値向上を掲げた経済産業省、都市部への過度の集中解消と地域活性化を掲げた国土交通省のテレワーク関係 4 省と、これらと連携し女性活躍、ワークライフバランスの実現、国家公務員のテレワーク導入等を推進する内閣官房・内閣府でテレワーク推進体制を作り、具体的な数値目標を持った動きが見られるようになった[9, 10]。

　2019 年には、翌年に開催予定であった東京オリンピック・パラリンピック期間中の交通機関の混雑解消を目的として、トライアルとして「テレワーク・デイズ 2019」が行われた。2019 年 9 月末時点での企業でのテレワーク導入率は 20.2％であったが[10]、2020 年に COVID-19 に対する感染症対策という予期せぬ目的で、結果的にテレワークの導入が進められることとなった。

2.5 コロナ禍における日本のテレワークの普及

　従業員 10 人以上の企業（農林水産業、公務を除く）20,000 社を対象に行われた 2020 年 8〜10 月の調査（有効回答率 18.9％）では[11]、COVID-19 流行下にテレワーク（在宅勤務）を導入した企業は 63.9％であり、それ以前に実施して

いた企業（26.0％）の倍以上に上った。特に1,000人未満の企業では、コロナ禍にテレワークを開始した企業は約6割を占めた。企業規模が大きくなるほどテレワークの導入率は高くなり、業種、雇用形態別、地域別でその導入率に差がある。2020年6月時点の産業別のテレワーク利用率は、高い順に、「情報サービス・調査業を除く通信情報業」（50％）、「情報サービス・調査業」（45％）、「金融・保険業」（30％）、「電気・ガス・水道・熱供給業」（24％）であった。導入率の推移を見ると、全国の就業者を対象にしたインターネット調査（総回収数12,138件）では、2020年1月の時点で全国のテレワーク利用率は6％であったのに対し、4～5月の時点では約4倍の25％まで上昇した。6月の緊急事態宣言解除後には17％と低下したが、コロナ禍以前と比べると依然として高いままであった。居住地で見た都道府県別のテレワーク利用率は、東京都33％、神奈川27％、埼玉県23％、千葉県23％であり、東京圏が高い傾向にあった [12]。

　感染症対策の一環として拡がりを見せたテレワークであるが、自然豊かな環境で健康に生きるという点にさらに焦点を当てた地方滞在型テレワークや [13]、仕事の創造性やパフォーマンスを高める手段として普段の職場を離れ、遊び心や余裕を持って働くワーケーションという新たな選択肢も出てきている [14]。

3　生き生きと働くために健康を脅かすものを知る

3.1　働き方におけるテレワークのメリットとデメリット

　社会全体のメリットとしては、労働力の確保、移住・定住・地域活性化、環境負荷の軽減が期待される。企業としては、従業員の感染リスクの低減、労働生産性の向上、オフィス関連コストの削減、人間関係のトラブルの低下がある（**表11-2**）[15]。また、労働参加率の向上や企業の事業継続計画（BCP）対策としても注目されている [16]。業務がテレワークを主体としたものであれば、組織の人材からCOVID-19陽性者が発生した場合や緊急事態宣言が発出された場合でも、事業の継続は可能である。労働者にとっては、ワークライフバランスの向上や多様で柔軟な働き方の確保、通勤時間の削減が期待できる他、身体的・精神的に障がいがある人や介護・育児をしながら働く必要がある人々にとっては、そうした事情を抱えながらも働き続けることを可能にする [17]。

表 11-2　テレワークにおける課題（文献 15 より）

	従業員	事業者
メリット	・ワークライフバランスが向上する ・通勤がなく時間的・身体的負荷が軽減される ・業務に集中できる環境が確保しやすい（個人が使い慣れている機器や備品） ・育児や介護との両立が可能となる	・従業員の感染リスクを低減できる ・労働生産性の向上が期待できる ・オフィス関連コストが削減できる ・人間関係のトラブルが低下する
デメリット	・仕事とプライベートの区別が難しい ・帰属意識の低下を招くことがある ・モチベーションの維持が難しい ・運動不足になりやすい ・疎外感・適応への困難・昼夜逆転などのメンタルヘルス不全を誘発することがある ・業務に集中できる環境が確保しにくい（椅子・机・照明・静寂などが不十分）	・労務管理が難しい ・双方向の意思疎通が低下しやすい ・情報漏洩リスクが増える可能性がある ・教育育成・業務評価などが難しい ・労働生産性が低下することがある

　コロナ禍におけるテレワーク導入当初の目的として最も多かったのは「BCP対策」であり、続いて「従業員の通勤負担の軽減」であった。ただし、こうした目的以外の大きな効果として、「人件費削減」「紙や印刷コストの削減」などが報告されている[17]。「通勤時間の節約」や「通勤による心身の負担の少なさ」をメリットと感じていた人は多い。2020年9〜10月に行われた東京商工会議所の会員企業13,580社を対象にした調査では、「働き方改革が進んだ」「業務プロセスの見直しができた」という回答が多かった。また、重度の人を含む障がい者の在宅就労を推進しているある企業では、就労する障がい者から、充実した生活を送ることができ、人生が豊かになったという声があったという報告もある[18]。

　次にテレワークによる働き方のデメリットについて、導入、効率性、情報格差という3つの視点に分けて考える。テレワーク導入率は、業種別、雇用形態別、地域別、企業規模別によって異なる。実施していない企業では、「適した仕事がない」「業務の生産性が下がる」という理由が挙げられている。その背景には、「ネットワーク整備が足りず外部から社内ネットワークにアクセスできない」などの社内システムの整備で解決可能な問題や、「ごみ収集業の従業員はテレワークできない」など、業種としてテレワーク不可能というものまである[19]。

　効率面では、情報漏洩のリスク、コミュニケーション不足、労務管理の困難さが挙げられる。オフィス勤務の方がテレワークより法定時間外・深夜・法定休日

労働が多いと回答した人は多いが、テレワークの方が多いと答えた人は「他の社員とのコミュニケーションの取りづらさ」をその理由として挙げていた。このコミュニケーションの問題は、メンタルヘルス面にも勤務時間面にも影響を及ぼし得る[17]。また、テレワークを継続する上での課題として、社内のコミュニケーションや書類への押印対応が挙がっている。さらに、日本の多くの職場では勤務評価を成果ではなく勤務時間に基づいて行っているが、進捗管理の点から業務の見直しが必要である[19]。

　加えて、オンラインで仕事を行っている労働者間で生じる情報格差も問題である。情報の取捨選択、パソコン操作、ネットワークやセキュリティに関する技術的な知識においての能力差であり、情報技術（IT）リテラシーの差と言われる[17·20]。ITリテラシーは、アフター・コロナにおいても必要なスキルであるため、労働者も企業も力を入れる事項として対処すべきである。

　今後テレワークを定着させるためには、これらの欠点の解決が必要であり、従来のオフィスの形や仕事の進め方を変化させ、テレワークを拡大するための社会環境へ近づける必要がある[21]。

3.2　テレワーク（主に在宅勤務）に伴う健康上の問題

　テレワークによる健康影響には複数の課題が考えられる。1つ目は、労働安全管理の点である。労働者がテレワークを行っている最中の負傷は労働災害となる。例えば、所定労働時間内にトイレへ行こうとして転倒した場合、これは業務災害と認められる[20]。2つ目は、人間工学的な要因によるものである。特に、在宅勤務の場合に適切な作業姿勢がとりにくい、または不適切な照明、パソコン等を用いた作業時間が適切に管理されないことで、連続作業に伴う眼の疲労、頭痛や頸部・上肢筋骨格系障害を生じ得る[22]。3つ目は、テレワークに伴うストレスである。これは、業務が人間的な対面作業ではなくなったことによって、コミュニケーションに支障を来たし、計画通りに業務が進まない時などに生じる。また、子どもや親との同居やその世話により業務に支障を来す場合にも生じる[23]。4つ目は、生活習慣の変化である。運動不足、長時間労働、夜型化が関わり、結果として睡眠障害、肥満などにつながる可能性がある。これには夜遅くのICTの利用や望ましい作業時間を超えたオーバーワークなど、労務管理の困難さや日中の身体活動量の低下が関与している[23]。そして上記の健康問題、特に精神面の不調に周囲が気付きにくいことが、テレワークでは問題となる。また、テレワークは労務

管理やマネジメントも難しくなる[23]。

3.3 コロナ禍でのテレワークと普段のテレワークの違い

　コロナ禍では、多くの労働者や企業が十分な準備ができないままテレワークを実施せざるを得なかった。特に、緊急事態宣言下においては外出制限も加わったことで、身体活動量の低下が生じた。在宅勤務中の20代〜50代男女（会社員）1,106人を対象にした2020年4月の調査では、在宅勤務による身体への影響として59％が運動不足を挙げている[24]。さらに、不健康な食べ物の摂取、暴食、夜食と間食が増えていた[25]。また、対面とは異なりコミュニケーションがとりづらくなったことや通信環境の不備、ICTに不慣れな人には作業内容や作業時間の負荷が大きくなっていたことが懸念され、これにより身体的、精神的な健康問題が生じ得る[23]。そして、テレワークは人によって向き不向きがあること、慣れる期間が必要であること、テレワーク中の労働者がコミュニケーションを活性化させるよう働きかけること、これらに気を配る必要がある[26]。

　また、2020年3月より全国の多くの保育園、初等中等教育機関（幼稚園、小中学校、高等学校、特別支援学校）が休園、休校となった。この期間中、子どもを持つテレワーカーの中には、自宅にて子どもの世話をしながら勤務していた人もいる。また、配偶者・パートナーや同居する家族も同様にテレワークを行っていた場合もある。これらにより生じるのは、作業時間や作業スペース確保の難しさである。生活と仕事の線引きの困難さに伴うストレスや生活習慣の変化により、様々な健康問題を引き起こす可能性がある。

4 健康に働くことを支えるために解決策を探る

4.1 テレワークによって生じ得る健康問題への対処法

　厚生労働省は、自宅等でテレワークを行う際の作業環境整備について**図11-2**（次頁）のように示している[27]。そのポイントは、電子機器、机、椅子だけでなく、部屋の広さ、窓、照明、室温や湿度まで及ぶ[27]。作業1時間ごとに10〜15分程度の休憩をとりストレッチをすることで疲労回復を図ることや、腰痛対策の腹筋運動や背筋運動等の運動も推奨している。また、睡眠障害に対して、時間を決め

て日当たりのよい部屋で朝食を摂取することや、ウォーキングが望ましいことを示している。

メンタルヘルス対策では、「労働者の心の健康の保持増進のための指針（平成18年3月）」の中で挙げられている4つのケアのうち、直接顔を合わせることが少なくなるテレワークにおいてラインケアが特に課題となる。テレワークでのラインケアには、情報共有や客観的な労務管理のためのツールの導入、疲労蓄積、身体影響を踏まえたチェックリストを使用し、定期的に心身の健康状態をチェックすることが推奨されている[28・29]。また、こまめなコミュニケーションを図るために個別面談の回数を増やした企業もある。

テレワークに伴いコミュニケーション弱者となった労働者として、新入社員が挙げられる。新入社員に対しては、同期や同じ職場の社員とコミュニケーションをとる機会が持てるよう、オンラインでのイベント開催を行っている企業がある。

これらを踏まえ、企業が行うことが望まれる作業環境管理や作業管理には、テ

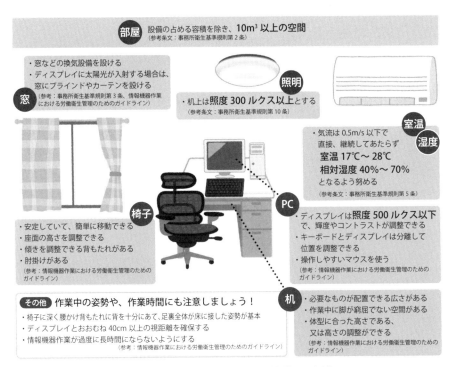

図 11-2　自宅等でテレワークを行う際の作業環境整備（文献 27 より）

レワークに必要な機器やマニュアルの整備、就労環境の把握、テレワークに焦点を当てたラインケア研修などがある。健康管理においては、感染予防に関する情報提供はもちろんのこと、働き方や生活の変化に適応するためのヘルスリテラシーを高めるセルフケア教育が重要となる。労働者が行うことができる対策としては、可能な限り生活の場と作業の場のスペースを切り分け、生活習慣の改善や体調管理などのセルフケアを行うことである。

4.2 テレワークによって生じ得る健康格差への対処

　コロナ禍でのテレワークの普及により、2つの健康格差が生じ得る。1つ目は、テレワークができない業種、特に医療、介護、保育、金融、小売店、運輸物流を支えるエッセンシャルワーカーが抱える負担である。これらの労働者は、在宅勤務を行う人より感染のリスクは高く、家族に感染させるかもしれない不安を抱えながら日々働き、業務負荷や心理的負荷が高くなりがちになる。エッセンシャルワーカーの感染リスク対策として、医療や介護、保育関係者に対して定期的にPCR検査をするという世田谷モデルや、東京都内の高齢者福祉施設・療養型病院で働く職員へ、希望に応じて毎週1回のPCR検査を無償提供するという日本財団の取り組みもある[30]。他にも、埼玉県川島町の応援メッセージ募集、ブルーインパルスの飛行、「ホテルシェルター」プロジェクト、政府による医療職や介護職への慰労金支給などがある。アフター・コロナの時代においても、テレワークができない業種への配慮を忘れてはならない[21]。

　もう1つは、テレワークを導入している企業の中でも生じるテレワークの有無による負担の格差である。周囲がテレワークをしているのにもかかわらず出勤せざるを得なかった人は、在宅者と出勤者をつなぐオンライン会議の準備や在宅者の分の仕事を負うなどの業務量の変化に加え、自分自身の感染リスク、家族へ感染させないかの不安も増大していた。対策として、職場の上司や企業は該当者の思いやニーズを聴き、状況によっては配慮のある対応が求められる[23]。

4.3 健康に働くことを支えるために必要な視点

　2021年1月7日、政府は11都府県に対し、2回目となる「緊急事態宣言」を発出した。その際に事業者に対して改めて「テレワークの推進」が要請されたことから、今後もテレワークは感染症対策およびBCPの1つとして普及していくだろう。2020年8～10月に行われた調査によると、COVID-19の影響等により

テレワークを実施した企業で働く人々のうち、8割以上が継続したいと回答している（**図11-3**左）[11]。また、テレワークを実施しなかった人々の中にも、テレワーク実施を希望する人は多い（**図11-3**右）[11]。加えて、「通勤時間の節約」や「ワークライフバランス」など、以前には解決が難しいとされてきた課題がテレワークの導入により解決されていることが窺える[17]。このような背景を踏まえると、テレワークの定着には、国、企業、労働者、産業保健スタッフがともにテレワークという働き方やそれにまつわる影響を理解し、望ましい在り方を見出していく必要がある。例えば、仕事とプライベートの区別をつけにくいという問題点に対しては、勤務時間外のパソコンの使用時にアラート表示をする、業務予定を見える化するといった取り組みが一部の企業で試行されている。他にも、地方滞在型テレワーク[13]やワーケーション[14]という新たな選択肢も示されている。このような実施策の評価やテレワークによる健康影響のエビデンスを共有していくこと

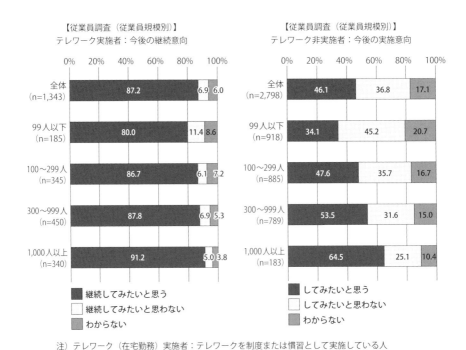

図11-3　テレワーク（在宅勤務）実施者の今後の継続意向 / 非実施者の実施意向（文献11より作成）

で、健康的な新しい働き方、生き方が広まっていくのではないだろうか。

5 結論

　テレワークは多様な働き方の実現、ワークライフバランス、地域格差の解消、ICT活用による社会変革実現などを目標に推進されてきた。そして、2020年の東京オリンピック・パラリンピック開催期間中の混雑解消を目的にさらに進められるはずであった。そうした中、予期せぬパンデミックにより、我々はこの働き方を感染予防の観点から受け入れ進化させることとなった。急激な働き方や生活の変化に馴染めない人もいたが、テレワークにより働き方改革やワークライフバランスの改善等が進み、ポジティブに捉える企業もあった。テレワークは、コロナ禍やアフター・コロナ時代の「新しい生活様式」に対応した働き方であり、時間や場所を有効に活用できる働き方であるため、今後も質の高いテレワークの導入・定着を図っていく重要性が指摘されている[31]。

　こうしたメリットに注目が集まる一方、就労環境の整備の必要性、コミュニケーション不足、労務管理の難しさ、生活習慣の変化などの問題点もあり、そこから新たな健康問題が生じる可能性がある。多くの企業や労働者がテレワークを受け入れられるように、今後、人々が直面するかもしれない健康問題を把握し、その対策を準備することが我々に求められているのではないだろうか。同時に、テレワークができない職種への配慮や、テレワークを行う人の家族に対しても目を向けることも忘れてはならない[32]。

6 教訓

テレワークという働き方を理解する

　労働に関わるあらゆる人々は、急激に広まったテレワークという新たな働き方を理解していく必要がある。そのためには、テレワークをしている労働者やその周囲の人々の声を把握し、現状の見える化が求められる。

テレワークによる健康問題や効果的な対策を明らかにする

　産業保健スタッフを中心とした公衆衛生関係者は、テレワークによりどのよう

な健康問題が生じているのかモニタリングし、対策の評価等のエビデンスを蓄積していく必要がある。

テレワーク格差、IT リテラシー格差、テレワークによる健康格差に配慮する

雇用主や産業保健スタッフを中心とした公衆衛生関係者は、これらの格差がどこに生じているのか、格差によりどのような影響が生じているのか明確にした上で、適切な対応が求められる。

テレワークと健康に関する知見を共有する

テレワークと健康に関する知見について、企業内での職種を越えた連携、企業の枠を越えた連携、国を越えた連携により、よりよいテレワークの在り方や支援方法を検討していく必要がある。

参考文献

1) 国土交通省都市局都市政策課 都市環境政策室．平成31年度（令和元年度）テレワーク人口実態調査－調査結果の概要－．https://www.mlit.go.jp/report/press/toshi03_hh_000055.html

2) 豊川正人．テレワークによる活力ある地域づくりの構想．季刊　政策・経営研究．2009; 1: 149-157.

3) 古矢眞義．世界のテレワーク事情　平成24年度　国土交通省出前セミナー．https://www.mlit.go.jp/crd/daisei/telework/docs/H24b_06.pdf

4) 古矢眞義．最近の国内外のテレワーク事情．UNISYS TECHNOLOGY REVIEW 2011; 109: 83-97.

5) 社団法人日本テレワーク協会．テレワーク推進のための調査研究報告書．https://www.soumu.go.jp/main_content/000035643.pdf

6) 独立行政法人労働政策研究・研修機構．国際比較を通して見た日本－OECD雇用見通し－．https://www.jil.go.jp/foreign/jihou/2020/10/oecd_01.html

7) 森健．新型コロナウイルスと世界8か国におけるテレワーク利用．野村総合研究所．https://www.nri.com/-/media/Corporate/jp/Files/PDF/knowledge/report/cc/digital_economy/20201218.pdf?la=ja-JP&hash=E48C3E0DF4342C0B57499FE94910C3B765A50ECD

8) 総務省情報通信経済室．テレワークの動向と生産性に関する調査研究報告書．https://www.soumu.go.jp/johotsusintokei/linkdata/h22_06_houkoku.pdf

9) 小豆川裕子．新型コロナウイルス感染拡大とテレワーク．https://www.mhlw.go.jp/content/11911500/000677508.pdf

10) 総務省．令和元年通信利用動向調査．https://www.soumu.go.jp/main_content/000689454.pdf

11) 厚生労働省．テレワークの労務管理等に関する実態調査（速報版）．https://www.mhlw.go.jp/content/11911500/000694957.pdf

12) 国土交通省．新型コロナウイルス感染症の拡大に伴う現時点での社会・国土の変化について．https://www.mlit.go.jp/policy/shingikai/content/001374935.pdf

13) 木村理沙．自然豊かな地域でのテレワーク．産業精神保健 2020; 28: 338-342.

14）河村泰朗.ワーケーションによる人材育成の可能性について．産業精神保健 2020; 28: 343-348.

15）日本渡航医学会、日本産業衛生学会．職域のための新型コロナウイルス感染症対策ガイド第4版（修正済）．https://plaza.umin.ac.jp/jstah/pdf/corona04.pdf

16）成瀬岳人．組織力を高めるテレワーク自体の新マネジメント.東京:日経BPマーケティング．2020; 18-27.

17）厚生労働省．これからのテレワークでの働き方に関する検討会報告書．https://www.mhlw.go.jp/content/11911500/000711687.pdf

18）岡崎正洋、ら．重度身体障がい者に就労機会を生み出す在宅就労の取組みとWell-Beingへの効果について．産業精神保健．2020; 28: 332-337.

19）東京商工会議所 中小企業のデジタルシフト推進委員会．テレワークの実施状況に関するアンケート．http://www.tokyo-cci.or.jp/page.jsp?id=1023286

20）厚生労働省．テレワークにおける適切な労務管理のためのガイドライン．https://www.mhlw.go.jp/content/000553510.pdf

21）柳原佐智子．日本におけるテレワークの現状と今後．日本労働研究雑誌．2019; 61: 16-27.

22）日本人間工学会．タブレット・スマートフォンなどを用いて在宅ワーク/在宅学習を行う際に実践したい7つの人間工学ヒント．https://www.ergonomics.jp/product/report.html

23）産業医科大学産業生態学研究所産業保健経営学．新型コロナウイルス流行に伴い急遽はじまったテレワークの健康影響．https://www.ohpm.jp/index/covidtelework/

24）健康ライフ株式会社．在宅勤務は運動不足！？在宅勤務中の8割の方が座って仕事する時間が増えたと回答！座りすぎの弊害って…！？．https://prtimes.jp/main/html/rd/p/000000003.000053304.html

25）Ammar A, et al. Effects of COVID-19 Home Confinement on Eating Behaviour and Physical Activity: Results of the ECLB-COVID19 International Online Survey. Nutrients 2020; 12: 1583.

26）大沢彰．テレワークの概論とコロナ禍での状況を踏まえた今後の展開．産業精神保健 2020; 28: 300-305.

27）厚生労働省．自宅等でテレワークを行う際の作業環境整備．https://www.mhlw.go.jp/stf/newpage_01603.html

28）厚生労働省．労働者の疲労蓄積度自己診断チェックリスト．https://www.mhlw.go.jp/houdou/2003/05/h0520-3.html

29）厚生労働省 独立行政法人労働者健康安全機構．職場におけるこころの健康づくり．https://www.mhlw.go.jp/file/06-Seisakujouhou-11300000-Roudoukijunkyokuanzeneiseibu/0000153859.pdf

30）世田谷区．介護事業所等を対象としたＰＣＲ検査（社会的検査）について．https://www.city.setagaya.lg.jp/mokuji/fukushi/003/005/006/31211/d00188032.html

31）厚生労働省.「これからのテレワークでの働き方に関する検討会報告書」を公表します．https://www.mhlw.go.jp/stf/newpage_15768.html

32）日本産業カウンセラー協会 一．新型コロナウイルスによる不安やストレスなどの心の問題に対処するために．https://www.counselor.or.jp/covid19/tabid/505/Default.aspx

（リンク先は2021年2月19日アクセス可能）

クリティーク：専門家からのひとこと

　本章は、働き方の変化としてテレワークに着目し、社会的背景やメリットとデメリット、健康問題まで幅広く言及している。

　テレワークに伴う健康問題としては、作業環境整備、運動などの適切な生活習慣の維持、メンタルヘルスが懸念されており、特に遠隔での労務管理とマネジメントの難しさは本章で指摘されている通りである。

　筆者らは、テレワークの恩恵を受ける労働者がいる一方で、課題を抱える人々の健康格差も見逃していない。例えば、テレワークができない業種（主にエッセンシャルワーカー）は代わりがおらず、過重労働に陥りやすいことである。現在のコロナ禍では、テレワークで就業継続が進む中でさえも、そうした配慮が受けられない休業者や失業者の増加も見られる。さらに、テレワーク導入中の家事は女性が担う傾向にあり、ジェンダー差も注目すべきである。テレワークの実施可否は、社会の弱点をより強く示したのかもしれない。

　テレワークは、ポスト・コロナ時代も歓迎されるであろう。現在の技術革新は、自営型テレワークやクラウドワークなどのオンラインの仕事を発展させ、兼業や副業の普及も働き方改革の追い風になっている。しかし、働き方の多様化は、就労機会創出として評価できる反面、働く場が見えず、現在の産業衛生活動が直接届かない労働者の拡大をも意味する。今後、このような課題にいかに取り組むか。テレワーク拡大と併せて考えたい、新時代の挑戦である。

帝京大学大学院公衆衛生学研究科　准教授

井上 まり子

コロナ禍での音楽活動

　音楽は人の心の健康に大きく働きかける。東日本大震災から今年で10年になる。当時、音楽に励まされた人は多かっただろう。COVID-19が蔓延した2020年もそれは同様だったのではないだろうか。

　COVID-19のパンデミックは人々の生活を大きく変化させ、これは音楽活動でも同様だった。ジャンルに関係なく、コンサートやライブ活動は制限され、学校教育における器楽合奏・合唱も大きく様変わりした。

　そのような中、COVID-19と共存する音楽活動のために「コロナ下の音楽文化を前に進めるプロジェクト」が開始された。具体的な活動は、2020年8月と12月に公開されたクラシック音楽公演運営推進協議会主催による、音楽演奏や歌唱における飛沫感染リスクの検証実験である。各国のオーケストラにおいて楽器演奏等による飛沫拡散を可視化した実験は行われているが、この実験は飛沫の可視化にとどまらず飛沫数を数値化し、その飛距離を明らかにしていることが特徴だ。8月の報告書[1]では12種類の弦管楽器の演奏時飛沫数、客席で鑑賞時の飛沫数測定結果、また、12月の報告書[2]ではオペラ歌手の歌唱時の飛沫数測定結果が報告されている。この結果に基づき、演奏者や合唱団一人ひとりの距離、オペラ歌手の歌唱位置を決め、年末恒例の演奏会の開催が実現した。もちろん、音楽活動に従事する各人の日々の感染対策や定期的な検査があったことは言うまでもない。

　すべての人が音楽とともにあることができるよう、COVID-19と共存するための音楽活動の模索は続く。

（津田 洋子）

参考文献

1) 一般社団法人日本クラシック音楽事業協会. クラシック音楽演奏・鑑賞に伴う飛沫感染リスク検証実験報告書. https://www.classic.or.jp/2020/08/blog-post.html
2) 一般社団法人日本クラシック音楽事業協会. 声楽・合唱における飛沫感染リスク検証実験報告書. https://www.classic.or.jp/2020/12/blog-post_11.html
（リンク先は2021年6月26日アクセス可能）

第12章

教育はどう変わる？
——ポスト・コロナにおける課題と選択

喜多 桂子・江添 有美・
中村 拓朗・福田 吉治

COVID-19 によって空間としての教育の
場所が失われ、デジタルという場を通じた学
びに様変わりした。これにより、教育現場に
おいては情報通信技術（ICT）化に向けた基
盤整備が進み、教える側・学ぶ側ともに ICT
リテラシーは向上した。一方で、社会経済格
差に起因する教育格差など、従来からの課題
をより顕著に浮き彫りにし、学校教育の役割
や、ICT 化に伴う大学教育の質の担保など、
教育の本質を我々に問いかけた。本章では、
こうした経験を振り返り、ポスト・コロナ時
代への教訓とする。

1 はじめに

国際連合教育科学文化機関（UNESCO）によれば、2020年3月18日時点において、COVID-19の影響により、119ヵ国で学校や大学などの教育機関が休校や閉鎖になり、うち国単位で休校を実施していた107ヵ国（日本含む）では、合計約8億6千万人の児童・生徒・学生の教育の機会が失われていた[1]。

日本ではCOVID-19感染拡大を防止するため、政府は2020年3月2日から春休みまで全国の小・中・高等・特別支援学校に対して臨時休校とすることを都道府県に要請した。当時は、児童・生徒の年齢層での感染はほとんど報告されていなかったにもかかわらず一律休校が決定されたのは、多くの子どもたちや教員が日常的に長時間集まる学校で起こり得るクラスターの発生にあらかじめ備えるためであった。臨時休校は、ほとんどの学校において5月末まで続いた。

学校が本格的に再開した6月以降は、長期的な対応を見込んだ「新型コロナウイルス感染症に対応した持続的な学校運営のためのガイドライン」（文部科学省）に沿って学校運営が行われた。同ガイドラインは、持続的に児童・生徒等の「教育を受ける権利」を保障していくため、学校における感染およびその拡大のリスクを可能な限り低減した上で学校運営を継続していく必要がある[2]、との考えに基づく。2020年秋には陽性者数の拡大に伴い学校関係者の感染も増加したが、同年6月1日から11月25日までの感染事例の大半が学校内での感染者は1人にとどまっており、学校内での感染が地域の感染につながった例は報告されていない。文部科学省はその理由について「小児は成人に比べて感染しにくい可能性」を示唆した日本小児科学会の医学的見解に言及するとともに、各学校における感染拡大防止対策の結果であるとしている[2]。6月1日から12月末までの陽性者数の合計は、小・中・高等・特別支援学校の児童・生徒6,159人、教職員830人であった[3]。

一方、大学は、2020年4月の緊急事態宣言下で政府が発動した一斉休校の対象外であったが、この期間中には9割の大学が通常の対面授業の開始時期を延期した。緊急事態宣言後の2020年5月に政府は、新型インフルエンザ等対策特別措置法（平成24年法律第31号）に基づき、「新型コロナウイルス感染症対策の基本的対処方針」を改定し、大学等に対して留意事項を周知した。それらは、すべての授業を一斉に対面により実施するのではなく、一部の遠隔授業は継続して

実施すること、対面授業の開始等に当たっては、いわゆる3密を徹底的に回避する対策を講じること、大学等の構内に不特定多数の者が出入りする状態を生じることのないよう配慮すること、施設の出入口に消毒液等を設置すること、などである。これに対して、大学は対面授業の開始に極めて慎重であった。5月20日時点では、全国の8割の大学・高等専門学校が授業形態をオンラインとして授業を開始、6月1日時点で対面授業を実施しているとした大学はわずか1割であった。

　対面授業に戻らないことを懸念した文部科学省は、2020年9月、「大学等における教育は、オンライン等を通じた遠隔授業の実施のみで全てが完結するものではなく、豊かな人間性を涵養する上で、直接の対面による学生同士や学生と教職員の間の人的な交流等も重要な要素である」とした上で、対面授業の実施が適切と判断されるものについては、感染対策を講じた対面授業の実施を検討することを呼び掛けた。さらに、文部科学省は、12月に行われた再調査の結果、対面授業の比率が半分未満であった187校を公表した。政府が対面授業を重視する背景の1つには、大学教育について定めた法令等がある。すなわち、大学設置基準において、遠隔授業により習得することができる単位数の上限を60単位までとしている。一方で、政府は、特例的な措置として、対面授業に相当する教育効果を有すると大学等が認めるものについては、対面授業に限らず、自宅における遠隔授業や、授業中に課すものに相当する課題研究等を行うなど、弾力的な運用を行うことを認めた。

　2021年1月時点において、大学生が該当する年齢層の陽性者が急増し、それに比例するかのように全体の陽性者も増え続けた（**図12-1**、次頁）。政府の専門家会議が示した見解では、若者は感染しても無症状だったり、症状が軽い人が多いという特徴があるため、感染に気付かないままに若者の間で感染が広がり、別の地域に移動したり、家庭において、重症化しやすい高齢者に感染させたりしているとされた。同時期、大学生の感染は学内での感染は全体の半数で、その感染源は対面授業ではなく寮や課外活動であるとする集計結果[4]が発表されたが、対面授業に対して慎重な姿勢を続ける大学は少なくなかった。

　本章では、小学校から大学までを対象とし、COVID-19が教育現場に与えた影響を振り返ることにより、教育の役割や目的を見直す。そして、コロナ禍の経験においてポスト・コロナ時代に活かし得ることは何かを考える。

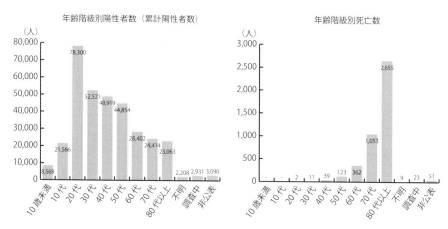

図 12-1　COVID-19 の国内発生動向（2021 年 1 月 20 日現在）（厚生労働省の資料より）

2　コロナ禍で再確認された学校教育の意義

　COVID-19 の発生から 1 年近くを経た 2020 年 11 月 20 日の「世界子どもの日」を前に、国連児童基金（UNICEF）が発表した「COVID-19 による失われた世代を生まないために」と題する報告書[5]は、「パンデミックを通して、子どもたちはほとんど感染していないという神話が今も根強く残っているが、それは見当違いである」とした上で、「感染した子どもたちの症状は軽度に留まっているものの、感染は増えており、パンデミックの長期化に伴って子どもや若者の教育、栄養、福祉への長期的な影響が人生を大きく左右する可能性がある」としている。以下では、休校が子どもたちに及ぼした影響について振り返る。そこから見えてきたのは、COVID-19 によってより鮮明に浮き彫りになった従来からの課題である。

2.1　子どもたちの学び

　情報通信技術（ICT）教材を用いた家庭学習が学びの中心になることで再認識された課題の 1 つが、社会経済格差に起因する教育格差の問題である。民間シンクタンクの調査[6]では、低所得世帯やひとり親世帯の子どもは成績が低いという従来の傾向が強まったことが示されている。休校期間中の児童・生徒の学習状

況を調べたところ、学力が高かった子どもの勉強時間の減少は限定的だった一方で、学力が低かった子どもの勉強時間は顕著に減少していたとの結果をもって、学校休校は教育格差を拡大させたとしている。

　これまで、オンライン化は教育格差を縮小すると考えられてきた。しかし、それは、タブレット端末やパソコン、Wi-Fi（無線 LAN）環境などオンライン教育で必要となるインフラが全員に整っていることが前提になる。2020 年 4 月に文部科学省から、「児童生徒に家庭学習を課す際や学習状況の把握を行う際には、ICT を最大限活用して遠隔で対応することが極めて効果的である」とする通知[7]が公立学校を対象として出された。そこで、各学校は教科書や紙の教材に加えて、テレビ放送、教育委員会が独自に作成した授業動画、同時双方向のオンライン指導、ICT 学習教材等を活用して子どもたちの家庭学習を支援した[8]。家庭でのオンライン環境を整えるための補助として、文部科学省は小中学生がいる低所得者世帯（全体の 2 割程度）にモバイルルーターを貸し出すことを方針としたが、毎月の通信料は補助の対象外であった[9]。また、Wi-Fi 環境があっても主体的に学べないひとり親世帯の子どもは、家庭の中で取り残された。

　子どもたちの家庭学習から見えてきたもう 1 つの課題は、それまでの初等中等教育の在り方である。中央教育審議会初等中等分科会が 2020 年 7 月に提出した資料[10]では、臨時休校における高校生の家庭での学習時間を調査した結果から見えてきた初等中等教育の 2 つの課題が提示されている。1 つは、これまでの初等中等教育では「自立した学習者を育てられていない」ということである。これは、提出義務のある課題を生徒に与えた場合には、そうでない場合と比較して学習時間が 30 分以上長かったこと、そして、6 割以上の生徒が「学校からの情報発信がないと何をしてよいかがわからない」と回答したことから導き出された課題である。もう 1 つの課題は、「つながりの重要性」である。これは、休校中に友人・教員とコミュニケーションがとれていた生徒は、そうでない生徒よりも約 40 分学習時間が長かったこと、また、学校で他者との関係が築けている生徒の学習時間は約 1 時間長かったという結果に基づく。これらの結果から、同資料では、休校中の学習時間に影響を与えたのは、「普段（休校前）からの『デジタルコンテンツの授業活用』」や「休校中の『授業配信』」より、「『友人等の他者との関係性の構築』」や「『教員とのコミュニケーション』」であるとし、教育には「ICT の整備」だけでは不十分で、「学習様式」の転換と「関係性の構築」の重要性を強調している。

COVID-19 は、政府がコロナ禍以前に発表した「GIGA スクール構想」など、教育の ICT 化を加速させたと言える。コロナ禍の 2020 年 5 月に発表した「初等中等教育におけるオンライン学習への文科省の取り組み」[11] では、「遠隔教育は、教育の質を大きく高める手段である」とも言われていた。コロナ禍での経験を教育の目的を踏まえて振り返った時、教育の ICT 化の利点とともに、限界があることを認識した者は少なくない。

2.2　子どもたちの栄養

　学校給食は、学校給食法に基づき実施されている。学校給食の現在の重要な役割は「食育」で、子どもたちは、給食の時間に、準備から片付けの実践活動を通して、望ましい食習慣と食に関する実践力を習得する。また、学校給食は、家庭での食事で摂取量が不足していると推測される栄養素を補う役割も持つ。学校給食の栄養管理は、学校給食法の中で示されている「学校給食摂取基準」に基づいて行われており、栄養バランスのとれた食事のモデルとなる。子どもが不足がちになる食物繊維、ビタミン、カルシウムなどの栄養素は、国の基準で 1 日に必要な量の約 4〜5 割は学校給食で満たされるように決められている[12]。コロナ禍において給食が長期間にわたって停止されていたことで子どもたちが受けた影響は、それ以前に実施されていた研究調査結果に照らし合わせると見えてくる。例えば、2014 年 11〜12 月に全国の小中学校の児童・生徒 910 人を対象に行った食事状況調査では、学校給食のない日はカルシウムや鉄、カリウム、ビタミン C、食物繊維が不足していたことが報告されている[13]。

　こうした負の影響は、特にひとり親世帯の子どもに対して大きい。これは、COVID-19 の経済的な影響がひとり親世帯で顕著であったことと関係していることが、複数の非営利団体（NPO）による調査結果[14] に示されている。これらの調査に共通していることは、ひとり親世帯の 5 割以上で収入が減少し、それに伴って 1 回の食事量や回数の減少、栄養バランスの偏りなど、食事の内容が変化したことである。

2.3　子どもたちのこころの健康

　子どもたちにとって、学校はセーフティ・ネットとしての役割も持つ。国連本部が 2020 年 4 月に発表した政策提言[15] では、COVID-19 の危機が深まるにつれて、家庭でのストレスレベルが上昇すると、家庭に閉じ込められた子どもたち

が家庭内暴力や虐待の被害者やその目撃者になるという懸念が示されていた。日本においても、長期間に及ぶ学校の臨時休校と、感染拡大防止のためのテレワーク推奨により、大人だけでなく子どもたちも多くの時間を家庭で過ごすことになった。こうした環境の変化は、両者にとってストレスを伴うものであり、子どもを対象とした複数のアンケート調査からは、深刻な影響を思わせる報告が相次いだ。

その1つは、国立成育医療研究センターが緊急事態宣言中に全国の小学生から高校生を対象に行った「第1回 コロナ×こどもアンケート」[16)]である。「考えたくないのにコロナのことを考えてしまって落ち着かない」（5〜25％）、「いやな夢（悪夢）をよく見る」（10〜20％）といったストレス症状が、特に低学年の児童でより多く見られた。他方、高校生で占める割合が最も多かった症状は、「最近集中できない」（40％）であった。早急な介入の必要性を窺わせる回答として、「自分の体を傷つけたり家族やペットに暴力をふるうことがある」（10％）がある。

長期間にわたるストレスが深刻な症状を引き起こすことは、同研究センターが最初の調査から10ヵ月後に発表した「第4回 コロナ×こどもアンケート」[17)]の調査報告に示唆されている。それによれば、小学4〜6年生で15％、中学生で24％、高校生では30％に、中等度以上のうつ症状があることが判明した。うつ症状と自殺との強い相関関係を示す研究が多く報告されているが、文部科学省が発表した2020年の全国の小中学生と高校生の自殺者数[18)]によれば、その数は前年比140人（41.3％）増の479人となり、過去最多を更新した。校種別で見ると小学生では前年の6人から14人、中学生は96人から136人、高校生は237人から329人となっていた。高校生では、女子が前年の2倍と特に急増している。自殺の動機は、学業不振、進路に関する悩み、親子関係の不和、が多く、前年と傾向は同じであったが、うつ病やその他精神疾患を理由とする自殺が前年より増加した。

コロナ禍において、子どもたちが家庭内暴力や虐待の被害者となり得るとされた懸念はどうであったか。前述した「第1回 コロナ×こどもアンケート」では、家庭内での家族との関わりについて、「たたかれる」（2〜10％）、「どなられる」（7〜20％）といった回答が見られる。また、厚生労働省が発表した2020年1月から12月の児童虐待相談対応件数の動向[19)]では、5月、7月、11月にわずかに減少した以外は、前年同月比で最大2割程度増加した。しかし、これらの結果をもって、COVID-19の影響で家庭内暴力や子どもの虐待が増えたと結論付けること

はできない。児童相談所の相談件数については、調査が開始された1990年度から一貫して増加傾向にあるためである。

3 変化する大学教育

3.1 オンライン教育の利点と課題

　コロナ禍において各大学が直面した教育面での課題は、「集団感染（クラスター）を出すことなくいかに大学としての機能と役割を果たすか」ということであり、ほぼすべての大学がその解決策をオンライン授業に見出した。全国の大学職員・大学教員100人を対象に、2020年6月に実施したウェブアンケート調査[20]によれば、調査実施時点においてオンライン授業の実施率は97％で、導入時期は「2020年3月以前」の4.2％に対し、「2020年4月～5月」では93.7％と急増しており、コロナを機にオンライン授業への移行が一気に進んだことがわかる。オンライン授業の形態は、(1)教員があらかじめ収録・作成した講義動画をYouTubeやLearning Management System（LMS）にアップロードして、その講義に割り当てられている時間割とは無関係に学生が視聴する「オンデマンド型オンライン授業」、(2)その授業に割り当てられている時間割に従って、Zoom、Webex、Teamsなどの遠隔会議システムを用いて授業を実施する「リアルタイム型オンライン授業」、(3)オンライン、あるいはオンデマンド授業と対面授業を組み合わせて実施する「ブレンド型授業」、(4)対面で実施している授業を同時にオンライン配信する「ハイフレックス型授業」、がある。

　こうしたオンライン授業の最大のメリットは、時間と空間の制約がないことであるが、授業形態の変化が問いかけた1つの課題は、「オンライン化によって効率化を図りながらいかにして教育の質を向上させるか」ということであった。そのために、大学は「オンラインと対面をどのように使い分けるか」「実習系授業をいかに実施するか」といった方針を模索し、教員には「ICTツールを効果的に使いこなせるか」「オンライン授業特有の指導法を確立できるか」など、オンライン授業への対応力向上が求められた。

　オンライン教育は様々な課題を我々に投げかけたが、同時に、高等教育におけるオンライン化は地域格差を縮小することを多くの学生や研究者が体験した。例

えば、学会の多くがオンライン開催されたことで、参加者は大幅に増加した。日本において開催された医療系の学会を例にとると、外科学会が例年より6千人増の2万1千人、内科学会が1万4千人増の5万人となった[21]。地域や国境を超えて瞬時につながることの利便性を体験したことで、今後も高等教育や研究、情報共有の場として、テーマや分野によってはオンラインの活用が積極的に進むだろう。

大学教育のICT化は、政策の後押しを得て、ポスト・コロナ時代に加速していくことが予想される。コロナ禍においては、文部科学省高等教育局によっていくつかの新しい計画が発表されている。そのうちの1つが、2020年6月に発表された「大学教育のデジタライゼーション・イニシアティブ（Scheem-D）～With コロナ／After コロナ時代の大学教育の創造～」[22]である。Scheem-D（スキーム・ディー）とは、大学（短期大学および高等専門学校を含む）の教育、とりわけ授業に焦点を当て、デジタル技術を上手に活用した特色ある優れた教育取組のアイデアを、大学教員やデジタル技術者（企業）が協働で、教育現場で実践、試行錯誤、普及・実装していく取り組みである。さらに、2021年1月に発表された「デジタルを活用した大学・高専教育高度化プラン（Plus-DX）」[23]は、大学・短期大学・高等専門学校において、デジタルを活用した教育の先導的なモデルとなる取り組みを推進するため、デジタル技術活用に必要な環境整備費を支援する事業である。

3.2　医療系大学の試み

コロナ禍においては、感染予防のため、また患者の治療に専念するため、多くの医療系大学が病院や施設等での実習を制限・延期したことで、医療を支える医療人材の育成が影響を受けた。実習時間の短縮や中止が長期化することを想定した厚生労働省は2020年6月、学内の実習で代替可とする通知を出すなどの措置を講じた[24]。以下は、医療系大学によるオンライン授業の取り組み例である[25]。

①関西国際大学 保健医療学部 看護学科：ハイフレックス型での学内臨床実習

2020年6月にハイフレックス型で学内実習を開始。学生が看護に対する興味・関心を失わず、学習動機を維持しながら看護学実習における学習目標を達成するため、事例をドラマ化したDVDを教材とした。教室ではロールプレイを実施し、演技後は、ビデオ通話で参加した学生とともにグループワークとして評価を行った。一連の内容はクラウド保存され、学生が復習できるようにした。

②帝京大学 医学部：オンライン試験

　2～4年生に関して5月の連休前までに、予定されたすべての座学のコマを配信、連休明けには、以下の点に留意した9科目の定期試験をオンラインで実施。通常の定期試験時間にとらわれない出題とし、出題スタイルは、従来よりも記述式、論述式を増やし、十分な解答時間の中で「考えること」を求める試験問題とする、解答時に手元の資料やウェブ検索を制限しないなどの条件を付けた。

③東北医科薬科大学 医学部：オンライン臨床実習

　4月22日までに全学年でZoomによる遠隔講義を開始。4年次学生は、ブレイクアウトルームを活用したProject-Based-Learning（PBL）を実施し、その際にはチューターがLINE上でグループ間を巡回し、適宜進捗確認や助言、評価を行った。5年次学生については、診療記録を教材として教員が模擬患者役をするなどのオンラインプログラムを各診療科で策定して、連休明けからプログラムを開始した。

④広島大学 医学部：オンライン解剖実習

　3D解剖学アトラスアプリケーションとTeamsを活用して、完全なバーチャル環境下での解剖実習を試行。学生は教員の操作を手元のアプリケーションで再現することで実習に参加し、教員は骨標本やプレゼンテーションなどを併用することで学生に補足情報を与えた。利点は、実習時間が大幅に短縮されたことや、通常の実習では一度しかできないことを何度でも繰り返し試行できたことであった。課題は、3D解剖学アトラスアプリケーションの表現力の拙さや、直接組織に触れることができないことによる情報量の欠如、生命に対する畏敬の念を涵養することでの限界などとされた。

　こうした対策が講じられる中、学生たちはどのように感じていたのだろうか。医学部の学生で構成する全日本医学生自治会連合が2020年8月から9月末に実施した、コロナ禍の臨床実習への影響に関するインターネット調査（回答数1,082人）[26] では、医師になるための最低限の手技を習得せずに卒業することへの不安（自由記述）が示唆されている。同調査によれば、実習が中止になっていた間の学習形式は、レポート（84%）、Zoom等のライブ講義（42%）、少人数での症例検討（37%）であり、病棟での実習が再開された後も実習に制限があった。実習を再開した医学生約180人に対して、具体的な制限について複数回答で尋ねたところ、「患者への問診」（76%）、「回診への参加」（60%）、「病棟への立ち入り」

（59%）であった。

4 公衆衛生専門職大学院が果たした役割：帝京大学の事例

　多くの大学が対面授業に慎重である中、帝京大学板橋キャンパスでは2020年6月に一部対面授業が再開された。再開に当たり、公衆衛生学研究科（SPH）の教職員および有志学生で構成されたSPH感染対策チームが中心となって実施した学内感染対策が活かされた。日本初の独立専攻の公衆衛生大学院として設立された同研究科は、専門職学位課程（MPH）と博士後期課程（DrPH）を有し、SPH感染対策チームには両課程に属する学生が参加した。実際に彼らが担った役割を振り返る。

　同キャンパスにおいては、第1回目の緊急事態宣言下にあった2020年4月8日に、「緊急事態宣言下において大学棟を日常的に使用していた教職員の感染を防止すること」および「緊急事態宣言解除後において、大学機能の低下を最小化するための対策を講じること」を目的として、学内感染対策チームが発足した。チームを構成するのは、SPH感染対策チームの他、研究科長が兼任する板橋キャンパス保健センター下にある産業医、衛生管理者、衛生工学衛生管理者、保健センター職員、そして、大学事務部門、であった。各チームメンバーは、感染対策に必要な活動として分類した「動線」「施設」「衛生」「コミュニケーション」班に配置され、班ごとに目的と具体的な活動項目を設定して定期的に活動を続けた（図12-2、図12-3、次頁）。その結果、当初の2つの目標は達成されている。具体的には、緊急事態宣言下において施設を使用していた教職員の感染が防止され、対面授業の基準を設けた上で、緊急事態宣言解除直後から速やかに一部対面授業が再開された。その基準とは、(1)100人未満の講義室の場合は、学生数が収容人数の半数を超えない、100人以上の講義室の場合には学生数が50名を超えない、(2)お昼をまたいで学生が学内にいることがないよう講義の時間割を午前のみ、午後のみとする、であった。実習については、大学内の機材を使用する実験を行うための登校が許可され、学外実習の場合は受け入れ先の承認を得ることが条件とされた。

　事態が長期化することを見込んだ同チームは、6月の一部対面授業を開始する前には、「板橋キャンパス大学棟を利用するすべてのステークホルダーの感染を

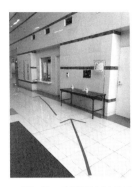
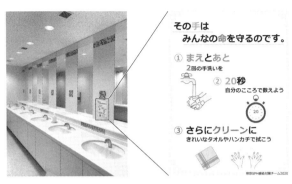

床にテープを貼り付けることで手指消毒用アルコールに誘導

徹底した手指洗浄を促すため洗面所と出口にポスターを掲示

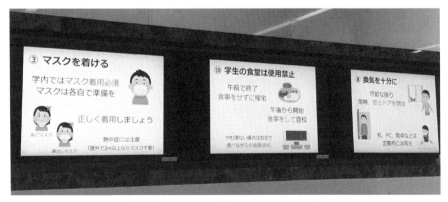

感染対策のスライドを大学入口のモニターで掲示

図 12-2　学内感染対策活動例（1）

防止する」ことを長期的な目標として設定した、「COVID-19 収束までの 5 段階の大学機能回復のための長期対策（アフターコロナに至るステップ案）」を策定し、大学事務部の承認を得た。本稿執筆時現在の学内感染対策は、本対策案に沿って行われており、適時に進捗状況のモニタリングとフォローアップが実施されている。

　学校教育法において、専門職大学院は「深く専門の学芸を教授研究し、専門性が求められる職業を担うための実践的かつ応用的な能力を展開させることを目的とする大学」（第 83 条の 2）と定義され、公衆衛生の専門職大学院である帝京

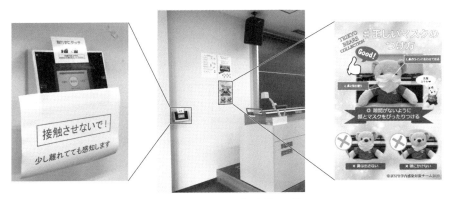

講義室のカードリーダーや壁への掲示

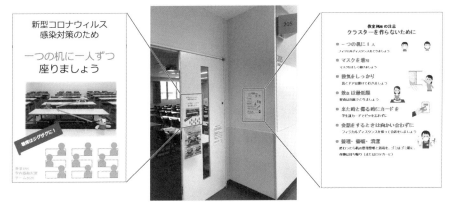

学生の視点、教員の視点から作成したポスターの掲示

図12-3　学内感染対策活動例（2）

SPHは、COVID-19のパンデミックを教育の機会に転換した点で注目される。
SPH感染対策チームに参加した学生らは、学内の感染対策に貢献しただけでな
く、彼ら自身にとっては講義で学んだことを教員とともに実践する貴重な機会と
なった。実際、実践を通して一人ひとりが職業人としての意識とノウハウを高め
たことが、参加メンバーに対するアンケート調査や教員の観察によって確認され
ている。具体的には、「産業保健学の講義で学んだ知識を感染対策の現場で実践
することができた」「感染対策を事例として、帝京SPHの教育方針の1つであ
る『問題解決アプローチ』を体験できた」「PDCAサイクルに基づく感染対策を

学んだ」「関係者間の合意形成プロセスを間近で見ることができた」「病院以外での施設における感染対策を経験することができた」といった声が聞かれた[27]。

5 結論

　コロナ禍において、これまで当たり前だった「学校で学ぶ」という前提が崩れ、「学校に行けなくても学びを止めない」という考え方への転換をやむなくされた結果、小学校から大学に至るまで、その手段をICT教育に見出した。教育の中心が「対面」から「オンライン」へと劇的に変化したことにより、空間としての「場所」が失われ、代わりにICTという「場」を通じた学びとなった。教育現場においては、ICT利用に向けたインフラ整備が進み、教える側、学ぶ側ともにICTリテラシーが向上したことは間違いない。特に大学では、多くの人々がICTによってどこからでも瞬時につながれることを体験し、ICTを有効に活用して学生の学びの質を担保するための教材や教授法も開発・試行された。そうした中、徹底した感染対策を講じていち早く対面授業を再開させた大学が少なからずある。このような大学の判断を可能にしたのは、教育目的や学習効果の検討、学内ICT環境と教員のICTリテラシーに加え、感染対策の知識であったことが示唆されている。

　一方、小・中・高等学校の経験からは、休校によってICT教育では補えない「場所」としての学校の役割、つまり、「学びの場所」「心身発達の場所」「セーフティ・ネットとしての場所」が再認識された。こうしたことをポスト・コロナ時代に活かそうとする時、我々は2つの問いに答えなければいけないだろう。「ICT化によって、教育は従来の役割を十分に果たすことができるのか」と「教育のあるべき姿を実現するため、コロナ禍における経験のうち、ポスト・コロナにおいても継承すべきものは何か」である。

6 教訓

ICT時代だからこその初等・中等教育の本質的な役割の再確認

　成長期にある子どもたちは、友人や教師とのつながりを構築していく過程にお

いて社会の一員としての自己を成長させていくものであることを鑑みれば、学校という空間としての「場」は不可欠であり、過度にICTに頼ることは避けるべきだろう。「初等中等教育におけるこれからの遠隔・オンライン教育等の在り方について」（文部科学省）[28] では、コロナ禍の経験を踏まえ、教師には、ICTを活用しながら、児童・生徒の対話的、協働的な学びを実現し、多様な他者とともに問題の発見や解決に挑む資質・能力を育成することを求めている。そこで強調されているのは、初等・中等教育の本質的な役割、つまり、家庭の経済的な状況や地域等に関わりなく、新しい時代に必要となる資質・能力を育むための学習機会を保障すること、社会の形成者としての全人的な発達・成長を保障すること、身体的、精神的な健康を保障する安全安心な居場所やセーフティ・ネットとなることである。

大学教育において学習効果を高めるためのオンライン授業の活用

ポスト・コロナにおいて各大学は、オンライン授業のメリットを活かして対面との併用による学習効果・効率向上に取り組むだろう。「集うための場所」を必要としないオンライン授業は利便性が高いものの、学校教育法が大学教育に求める「学術の中心として、広く知識を授けるとともに、深く専門の学芸を教授研究し、知的、道徳的及び応用的能力を展開させる」（第9条）という目的に立ち返れば、対面でのコミュニケーションの方が有効であることは少なくない。教員には、担当科目の目的を達成するためには「何をどのように伝えればよいか」を考えた上で、オンライン化が相応しいものとそうでないものについてメリットとデメリットをよく見極めて使い分けをしていくこと、そしてオンライン授業によって学習効果を高めるためのICTリテラシーの強化が求められる。医学教育に関しては、生命の尊厳と向き合い、医師になることの責任の重さを実感する機会としての実習（主として対面）が、学生にとって不可欠であることが再認識されるとともに、オンデマンド教材が復習に適し、学習効果を上げる可能性があることが確認されている。コロナ禍で作成された動画や小テストなど教材の多くは、一部内容の更新が必要ではあるが、今後も継続的に反復学習教材として利用できる。

参考文献

1）教育とデジタルOnline. 2020年3月19日.
2）文部科学省. 学校における新型コロナウイルス感染症に関する衛生管理マニュアル～「学校の新しい生活様式」～（2020.12.3 Ver.5）.

3）文部科学省．小学校、中学校及び高等学校等における新型コロナウイルス感染症対策の徹底について（通知）（令和3年1月5日）．

4）朝日新聞デジタル．2020年9月25日．https://www.asahi.com/articles/ASN9S5S6XN9GPLBJ005.html

5）UNICEF. Averting a lost COVID generation：A six-point plan to respond、recover and reimagine a post-pandemic world for every child.

6）小林美津江．学びの保障と教育格差—新型コロナウイルス感染症をめぐる取組．立法と調査，2020.10 No.428

7）文部科学省．新型コロナウイルス感染症対策のために小学校、中学校、高等学校等において臨時休業を行う場合の学習の保障等について（令和2年4月21日）．

8）文部科学省．新型コロナウイルス感染症対策のための学校の臨時休業に関連した公立学校における学習指導等の取組状況について（令和2年4月16日時点）．

9）朝日新聞デジタル．2020年4月5日　https://www.asahi.com/articles/ASN435X1FN43UTIL029.html

10）中央教育審議会初等中等教育分科会提出資料「ポスト・コロナ」を見据えた新しい時代の初等・中等教育の在り方について」（令和2年7月2日）．https://www.mext.go.jp/content/20200702-mxt_syoto02-000008445_10.pdf

11）文部科学省．初等中等教育におけるオンライン学習への文科省の取り組み．2020年5月15日 https://www.nii.ac.jp/event/upload/20200515-3_Mext.pdf

12）教育新聞．学校教育における学校給食の重要性とその役割．2019年6月27日．https://www.kyobun.co.jp/feature1/pf20190627_01/

13）朝倉敬子．日本の小中学生の食事状況調査．2016年8月5日．

14）認定NPO法人しんぐるまざあずふぉーらむ．https://www.single-mama.com/topics/covid19-support/ および認定NPO法人グッドネーバーズ・ジャパン．https://prtimes.jp/main/html/rd/p/000000046.000005375.html

15）United Nations. Policy Brief: The Impact of COVID-19 on Children. https://unsdg.un.org/sites/default/files/2020-04/160420_Covid_Children_Policy_Brief.pdf

16）国立研究開発法人国立成育医療研究センター．コロナ×こどもアンケート：子供たちの生活とこころの様子（教育機関向け）．https://www.ncchd.go.jp/news/2020/20200525-2.html

17）国立研究開発法人国立成育医療研究センター．コロナ×こどもアンケート第4回調査報告書．2021年2月10日．https://www.ncchd.go.jp/center/activity/covid19_kodomo/report/CxC4_finalrepo_20210210.pdf

18）文部科学省．コロナ禍における児童生徒の自殺等に関する現状について（令和2年2月15日）．https://www.mext.go.jp/content/20210216-mxt_jidou01-000012837_003.pdf

19）厚生労働省．児童虐待相談対応件数の動向について（令和2年1月〜12月分（速報値））．https://www.mhlw.go.jp/content/000769810.pdf

20）e-ラーニング戦略研究所．大学におけるオンライン授業の緊急導入に関する調査報告．https://www.digital-knowledge.co.jp/wp-content/uploads/2020/07/onlineclasses report.pdf

21）m3.com．オンライン学会で参加者増．会員からも好意的な声◆vol.2．https://www.m3.co

22）文部科学省．デジタルを活用した大学・高専教育高度化プラン、および大学教育のデジタライゼーション・イニシアティブについて．

23）文部科学省．専門教育課デジタルを活用した大学・高専教育高度化プラン（Plus-DX）につ

いて（令和3年1月14日）．https://www.nii.ac.jp/event/upload/20210114-05_Mext.pdf

24）文部科学省、厚生労働省．新型コロナウイルス感染症の発生に伴う医療関係職種等の各学校、養成所 及び養成施設等の対応について（令和2年6月1日）．https://www.mhlw.go.jp/content/000636112.pdf

25）大学共同利用機関法人情報・システム研究機構国立情報学研究所．大学等におけるオンライン教育とデジタル変革に関するサイバーシンポジウム「教育機関DXシンポ」．

26）NHK NEWSWEB．2020年10月20日4時40分．https://www3.nhk.or.jp/news/html/20201020/k10012671431000.html

27）帝京大SPH感染対策チーム参加学生へのアンケート調査．2020年10月．

28）文部科学省．新しい時代の初等中等教育の在り方特別部会第9回会議資料「新型コロナウイルス感染症を踏まえた初等中等教育におけるこれからの遠隔・オンライン教育等の在り方について」（令和2年6月11日）．https://www.mext.go.jp/kaigisiryo/content/20200611-mext_syoto02-000007826_4.pdf

（リンク先は2021年5月9日アクセス可能）

クリティーク：専門家からのひとこと

　政府が主導する教育に関するコロナ対応の動きとしては、2020 年 7 月より、教育再生実行会議下に「初等教育ワーキング・グループ」と「高等教育ワーキング・グループ」を立ち上げ、「ポストコロナ期における新たな学びの在り方」の議論を進めるとともに、教育におけるデジタルトランスフォーメーションに関わるタスクフォースを設け、2021 年 6 月に第 12 次の提言[1] が取りまとめられた。

　提言の中には、学修者主体の視点に立った教育への転換が強調され、教育関係者の意識改革と質の向上、デジタル化への対応、国際戦略を総合的に進めることが謳われている。その中には、学修者の興味の多様化や学修進度を考慮した質保証を伴った学修指導体制の確立や、デジタル化の推進、オンライン教育の活用と教育コンテンツの共有、さらには高等学校における大学単位取得とともに、短縮化を含めた大学における修業年限の柔軟化などが含まれる。一方で、それに伴う教育制度の改変にも必要な、データを重視した教育への転換を図る上で求められる取り組みについての考察が必要であるとも述べられている。

　本章では、ポストコロナを見据えて、幼児・初中等教育から高等教育に至る各段階における課題に言及し提言がなされているが、それらは非常に端的な事例とともに多角的な視点で行われていると言える。データ駆動型の教育とは、正に SPH における研究手法に則したものに他ならないということを強調したい。

帝京大学 学長

沖永 佳史

参考文献

1）教育再生実行会議．ポストコロナ期における新たな学びの在り方について．
　https://www.kantei.go.jp/jp/singi/kyouikusaisei/pdf/dai12_teigen_1.pdf
　（リンク先は2021年6月26日アクセス可能）

第13章

新型コロナ対応を踏まえたこれからの公衆衛生教育（オンライン座談会）

　厚生労働省新型コロナウイルス感染症対策アドバイザリーボードのメンバーでもある前田秀雄氏と和田耕治氏にご参加いただき、本書の内容を踏まえて、(1)これまでの日本の政策の振り返り、(2)専門家の果たした役割、(3)教訓を含めてこれからの公衆衛生教育、の3つの論点で、2021年6月7日にオンラインにて座談会を行った。なお、お二人には、本書の中のクリティークも執筆いただいている。

参加者：前田　秀雄（東京都北区保健所 所長）

　　　　和田　耕治（国際医療福祉大学医学部公衆衛生学 教授）

　　　　福田　吉治（帝京大学大学院公衆衛生学研究科 教授）

司　会：金森　悟（帝京大学大学院公衆衛生学研究科 講師）

オブザーバー：喜多　桂子

　　　　　　　（帝京大学大学院公衆衛生学研究科 博士後期課程）

　　　　　　　三原　智子

　　　　　　　（帝京大学大学院公衆衛生学研究科 専門職学位課程）

これまでの日本の政策の振り返って

金森：それでは早速、1つ目の論点、日本のコロナ対策について、うまくいった施策、うまくいかなかった施策といった側面から振り返っていただきたいのですが、いかがでしょうか。

前田：うまくいった施策、うまくいかなかった施策というよりは、いろいろ新しい課題が出てきて、それに対応して、その課題の中でうまくいった部分もあればいかなかった部分もあるという印象なんです。

　最初に課題になったのは医療体制だと思います。日本の感染症の医療体制というのは感染症法に基づいて構築されていて、感染症法は重篤かつ希少な感染症に対してどう対応するかというのが根本的な考え方です。1類あるいは2類に分類される感染症が、日本全国でパンデミックになるという想定はされていない。新型インフルエンザ等対策特別措置法もあるわけですけれども、その中ではあまり明確に医療体制について定めていなくて、理念的なものが書かれているに過ぎない。COVID-19の様な、感染力が非常に強く一部が重症化するという感染症に対して、こうした希少で重篤な感染症に対応する法律を武器に対応しようとしたところに無理があった。

　一方で、私は、新型インフルエンザ H1N12009pdm の流行の時にも都庁で対策を担当しましたけれども、医療体制の拡充方針は当時の形が一般的です。海外で発生が確認され、日本は検疫で何とか阻止しようと頑張る。しかしながら、その壁は徐々に突破されて、国内で感染者が診断されるのでまず少数の専門病床で対応する。そこから徐々に感染する人が増えて、それに従い対応する病床が拡大され、最終的に国内でのパンデミックに至り地域医療全体で対応するというストーリーが最も考えられる想定でした。

　ところが、今回は東京を例にすれば、いきなり国内感染拡大期に近い患者受け入れ状況になってしまった。中国からの帰国者あるいはダイヤモンド・プリンセス号からの陽性者対応は首都圏が大部分を引き受け、局地的な医療体制で対応せざるを得なかった。感染症の指定医療機関の病床数は、東京都内では100床強ぐらいしかありませんので、クルーズ船の段階でこれを簡単に超えてしまい、それ以上の患者が入ってきてしまった。その中で非常に苦慮をしたわけですけれども、感染症の指定医療機関だけでなく、一定の感染症医療機能を持った医療機関も連携して迅速に医療体制が構築できた。結果として、今後また来るであろうパ

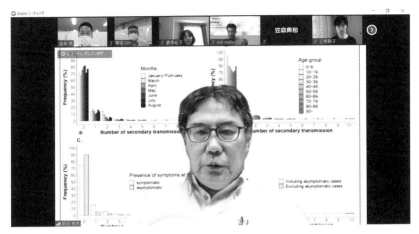

対談時の前田秀雄氏（東京都北区保健所所長）

ンデミックに対して医療体制を構築するスキームができたという意味では、ある種の成功だったと思います。

　ただ、その努力は個々の病院に非常に負担となった。本来は、事前から一般医療機関も感染症医療のできる能力を構築しておけばよかったわけです。付け焼き刃的に、院内感染対策の機器整備とか、人工呼吸器やECMO（体外式膜型人工肺）の購入の予算を上限なしで認めるとか、担当する医療従事者の研修を行うなど、公的な支援が後付けで行われました。

　今後は、いざとなったら指定医療機関以外の医療機関でもパンデミックの際は一定の感染症医療に対応する、そのための人員なり設備なりを平時からある程度整えておくための施策が求められると思います。

　失敗という意味では、いろんな方がおっしゃっていますが、2009年の新型インフルエンザ発生時に様々な教訓が出されて、新型インフルエンザ（A/H1N1）対策総括会議報告書の中でも記載されている。こうした提言にもかかわらず、結局今日に至るまで具体的な成果が見られなかったというところが、今回の失敗ということになるのでしょう。

金森：新型インフルエンザの時の教訓がうまく活かされなかった理由について、前田先生のお考えではいかがでしょうか。

前田：喉元過ぎれば熱さを忘れるということなんでしょう。新型インフルエンザの6年前の2003年にはSARS（重症急性呼吸器症候群）が発生しています。

SARS が発生するまでは、かつてのスペイン風邪のような爆発的な感染拡大を引き起こす感染症が理論的にはあり得ると言われたけれども、制度上はエボラ出血熱のような風土病的な感染症が局所的に発生して、まれに持ち込まれることしか想定していなかった。そこに SARS が発生して、ある程度新興感染症対策が構築された後に新型インフルエンザが発生したので、何とか対応できた。新型インフルエンザは、COVID-19 に比べれば実は非常に小さいパンデミックではあったんですけれども、パンデミックを乗り越えたという変な自信を持ってしまって、さらなる機能強化が図られなかった気もするんです。その後、韓国では MERS（中東呼吸器症候群）が発生したことが大きな教訓となって、PCR 検査体制等々が相当強化をされたんです。日本は、それも対岸の火事で、新興感染症が発生しても容易には日本には入ってこないという過信というか、迷信が生じてしまった。その辺のイマジネーションの欠如みたいなものがあったと思うんです、行政の側に。

金森：本書の中で最も多く使われたキーワードが、平時からの準備やプリペアドネスでしたので、その部分を伺うことができて、非常に勉強になりました。では、和田先生いかがでしょうか。

和田：私も関わりをいただいた中では、意思決定につながりやすいところに適宜意見を出すことができたことはよかったと思っています。2020 年 3 月 25 日頃に、厚労省の中にクラスター対策班ができた時に、厚労省の中に場所を作っていただ

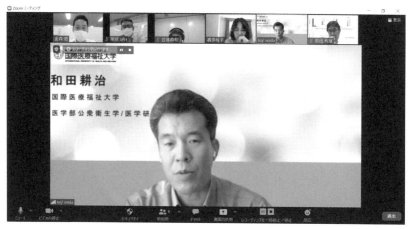

座談会時の和田耕治氏（国際医療福祉大学医学部公衆衛生学教授）

いた。我々のような外部の人を入れて、しかもデータを共有させていただいた。もちろん秘密保持契約書などにサインをしました。3密しかり、専門家会議資料もしかりで、アカデミアと行政がタッグを組んで、第1波と言われる、まだよくわからない中で、感染者数をしっかりと下げることが経験できた。

今回の関わりの中で感じたことは、行政においては、新たに出てくるリスクに対して、先んじて把握して、対応するというボタンを自ら押すことが難しい体質になっていることです。問題として露見した際に、国の対応は早いのですが、もう一歩早くなるとよいと思います。縦割りであって、自分だけで解決できなかったり、すでに業務量が過剰ということもあります。それで余裕がないということもあるかもしれません。

2020年3月20日ぐらいに、特に大学生など若い人でヨーロッパなどから帰ってきた人たちからの感染者が多かったので、専門家会合から、海外からの帰国者は感染の有無を調べるPCR検査を検疫で実施する提言を出しました。

感染者の増加から問題だということを認識し、PCR検査を多くの人に行うとすると、その仕組みを作って、予算を取る時に、「そんなの誰が言ってんだ」ということになるのでしょうか。費用については財務省などとの交渉とかあると思うんです。そこで「専門家からこう言われていますので」というのがあれば、いろんな意味で進むところはあったと思うんです。内部から上げるよりは専門家の力で押せるところがあったかもしれない。

それでも時間がかかる。対策のボタンを押せたとしても、もう遅いみたいな話になることもあるのは非常に残念です。インド株への対応をとってみても、これは問題だということで対策のボタン押すことができてない状態があった。そこをきちんと「リスクですよ」ということを遠慮なく伝えていくというのが我々の役割かと思います。

ただ、リスクは状況によって変わる中で、英国株がどの程度広まっているのかスクリーニングをやるという話が出てきて、1割やればある程度、統計的には対策を考える上で必要なデータは得られるのに、検査を全例にやれとか、全部は無理ということになると、なぜか4割にみたいなよくわからないことになったりする。ボタンを押すだけど、最後の調整のところとかで違う方向に決まることもありました。

さらに、対策を始める際に、どうなったらやめるかについて決めてから始めなければいけないとは思うんです。緊急事態宣言の解除しかり、変異株の1つで感

染力が強い N501Y の対応しかりで、やめる条件を考えてから始めないと、対策の必要性がなくなってもずるずると長く続いてしまいます。行政は、やめるという判断にも抵抗感が出てくる。自治体で決めていいと言っても、国からやめていいよという文書がないとやめられないという文化がある。自治体の現場で、自分たちで判断をして決められるようになることが今後の課題だろうと思います。議会の説得などが難しそうですが。

　2点目として、地域の中で連携や連帯があったのは、よかった点だと思うんです。帝京大学のように北区との連携の中で、特に発生届や疫学調査票等のデータを集めて、見える形にするところでは大学の力があったと思っています。

　3つ目のよかった点は、日本は市民の意識が非常に高かったこと。専門家への信頼なのか行政への信頼なのかわかりませんけれども、多くの方に協力をいただき、海外のような爆発的な感染拡大のような状況にはならずに済んだ。これまでの公衆衛生活動によって、自分とみんなの健康を守るということが根付いていたと思います。さらに、政治の役割も重要で、特に知事の方々は、元々パンデミックの際のリーダーになるとは思っていなかったかもしれませんけれども、リーダーシップを発揮された方も多かった。

　反省点はいろいろありますが、ICT（情報通信技術）の活用が全然駄目だった。今の VRS（ワクチン接種記録システム）しかり、HER-SYS（新型コロナウイルス感染者等情報把握・管理システム）しかり。本来であれば、デジタル化によって仕事を減らして効率よくするところがあると思うんですが、逆にどうも仕事が増えてしまって、効率が上がらなかった。公衆衛生において ICT がどうあるべきかというのは、今後議論が必要ですね。

　もう1つは、コミュニケーションですよね。本当はみんなの力を1つにして、連帯をするような方向にとは思うんですけど、分断をするようなメッセージの方がわかりやすくて広がりやすい。だからそちらばかり目立っていました。連帯を促すような前向きなメッセージが、日本は出しづらい文化なのか。みんなで何とか乗り越えていこうみたいなところがもう少し出てもよかった。そのためのわかりやすいメッセージとか、心に響く、共感するようなコミュニケーションがうまくできたら、よかったと思います。

専門家としてのメディアとの付き合い

金森：課題のところでコミュニケーションのことをおっしゃっていただきまし

た。お二人はテレビなどにも出てらっしゃいます。特に和田先生はFacebookとかYouTubeも積極的に活用されていますが、その意図や背景をお聞かせください。

和田：今回は、インフォデミックと言われるように、よい情報でもうずもれることがよくわかりました。面白おかしいものが目立つ中で、どこまで伝わっているかわかりませんけど、私なりに積極的に発信できればと思っています。

　ただ、難しいです。その中でも、救われるというか、激励のお言葉もいただきます。時によくわからないメッセージも来たりしますが、匿名の中でのコミュニケーションという、今の時代なんでしょうけど。少し知っていたりとか、何となくわかってくれている人たちから温かい言葉をいただいたりすることで、みんなとつながりながら前に動かしているんだなっていう実感が持てて、励みにはなりました。

前田：私の取っ掛かりは、保健所が非常にクローズアップされたことです。その存在を知られるようになったことはよかったのですが、誤解も多かった。言いにくいですけれども、対策がうまくいかないことを保健所のせいにすれば何とかなると思っている方が盛んに保健所を批判したことがあります。保健所について一般に知られていないことがあって、その言葉が鵜呑みにされてしまった。その誤解を解くために全国保健所長会の推薦で出始めたわけですけども、その後も保健所が直面している現実を知っていただいて、何が本当に課題になっているかを、現場の視点からお伝えするのが役目だと思い、メディアにも対応させていただいております。

専門家の果たした役割

福田：少し意外だったのが、お二人から、うまくいったことやよかったことが多く出てきたことです。メディアは対策の問題点ばかりを強調するのですが、渦中にいる方から、問題はあるけれども、うまくいったことが多かったという意見があったのは、実際はそうだったのかと感じました。傍から見ていると、専門家の意見が反映されていないように思えて、歯痒い思いをするところもありました。それで、次の話題ですけど、専門家としての関わりの中で、苦労したことがあったらぜひお伺いしたいと思います。

前田：行政の中での専門職ということからお話しいたしますと、科学的に正しいことが政策決定に結び付くとは限らないところが地方自治体にもあります。科学的な見地と様々な配慮と言いますか、政策的な見地などが合わさって最終的な政

策決定に結び付いていく。専門家が行政組織にいれば、エビデンスに基づいた政策がすべて採用されるというわけではないことは、専門家会議等々の立場としても同様かと思います。専門職としては、その両方を橋渡しする役割は果たしていかなければならない。行政の視点も理解しつつ、しっかり科学的な知見を入れていくことが必要なのだと思います。

　今回はかなり科学的な視点が重要になりました。平時は、科学的に不十分であっても何とかなってしまうことが多いわけです。科学的見解をすればこうした方が合理的だと思う部分においても、様々な状況の中でそうじゃない政策も採られる。科学的な視点が重視されるのは、未知なことが起こった時や、従来の手法では五里霧中で方向性が失われた時で、その方向性を指し示すのが専門家の役割だと思っています。そういう意味では、保健所長が医師であることについて散々議論がされてきましたけれども、医師という専門職が長として存在して、対策の方向性を決めることができたのは大きかったと思います。

　ただ、保健所という組織が、そうしたことを支えるのに十分な組織であったかどうかの評価は厳しいところだと思います。今回、保健所には単純にマンパワーが少ないことだけでなく様々な課題がありました。一番の課題だったのが情報機能の脆弱さです。基本的な疫学調査は、感染症対策以外の所属の保健師、いわゆるサージキャパシティの応援で体制を構築していけました。ただ、その集められ

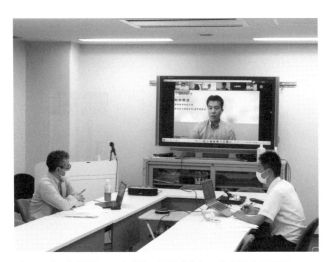

オンラインと対面のハイブリッド形式をとった座談会の様子

た情報をどう集約をして分析をして政策に活かしていくかという機能が、ソフト、ハード、マンパワーのすべての面で脆弱でした。そうした点から、北区では帝京SPHに支援をお願いして、そこの体制を構築していきました。

　ただ、困った時だけ助けをもらうのが本来的であるかというと、それは違うと思っています。北区では前の年から地域医療機能の調査について、帝京大学と提携事業を実施していたので、COVID-19の発生後、迅速に連携が可能だったわけです。高度な分析については大学に支援をいただきながら、保健所なり区役所なりが、平時から専門的、科学的な視点を持って、情報分析機能を持っていることが重要なわけです。

金森：帝京のこともまたお褒めいただいて嬉しいなと思いつつ、平時からの関わりの重要性は最初のところでもキーワードになっていましたので、その重要性を改めて学ばせていただきました。和田先生、いかがでしょうか。

和田：この1年間、いろんな医者や研究者が違うことを言って、場合によっては意見が対立することもあり、いろんな見方があるよっていうのを提供できたところはよかったとは思います。混乱を招いたところはありますが。

　新型コロナウイルス感染症対策分科会会長の尾身茂先生、アドバイザリーボード座長の脇田隆字先生、そして前田先生、いろんな方とも議論をさせていただく中で、役割として大事だなと思うのは、リスクとともに、コントロールする対策も含めて示すことかと。批判だけして終わりでは前に進みませんので、ちゃんとデータに基づいて、対策をきちんと示していくことが大事だろうと思います。

　アドバイザリーボードでリスクを評価するのは、全然忖度なく、必要な意見出しができるんですが、対策となった時には、正しいことだけがすべて通るわけじゃない。前田先生もおっしゃいましたけど、そこには政治であったり、行政であったり、そして市民の人たちが今何を考えているのかということを敏感に感じ取っていかなければいけないと思います。

　ワイドショーとかで言われていること、例えばPCR検査をいろんな人にしろ、もっと増やせとかありました。ワイドショーとかが言っているだけだからそんなに影響はないとか、私自身も過小評価していた時期がありました。でも多くの人たちは、私の母とか、ワイドショーの方がわかりやすくて見ている。公衆衛生の専門家として、人々が何に関心があり、どう感じているのかに敏感になり、サイエンスじゃないからといって軽んじてはいけない。しっかり伝えていかないといけないというのは、私の1つの教訓です。ただ、ワイドショーは、呼ばれても日

中であり、業務の関係でなかなか伺うことは難しく、私もあのような場で言いくるめられそうで避けていたところはありました。

　もう1つだけ話させていただくと、対策を半歩常にリードするところなんだと思うんです。必要なことは諦めずに、繰り返し議論をリードするという不撓不屈な姿は、非常に勉強になりました。

福田：不撓不屈ですね。専門家の皆さん方がそういう精神でやっていたということですか。

和田：いやいや、何でしょう、追加の対策をしなければいけないという提案を上げると、何て言うんでしょうか、どこかの段階で止まるじゃないですか。必要なことは毎回テーブルに乗せて、実現に持っていくというところは大事だなと。

福田：エビデンスがなかなか反映されないのは政策では当たり前のことだとおっしゃったんですけれど、専門家として歯痒い思いはなかったですか。

前田：私は、長年東京都の立場で国と丁々発止と渡り合ってきましたので、国の動き方はある程度わかっていました。そうした中で、今回は、決して厚労省が後ろ向きではなくて、最前線で特に施策を実務的に担当されている方は非常に真摯に対応されて、できる限りベストの対策を進めようと考えられていたと感じています。

　通常の審議会等と比較すると、アドバイザリーボードでは、自由闊達に専門家の方が意見を述べることができました。どんなに厳しい意見が続出しても、むしろ正論が出てくることを歓迎するというスタンスで受け止めていただきました。これは言わないでくれとか、これは発表するなとか、そういう圧力はまったくありませんでした。議論の場では非常に公平に対応されていた。ただ、それが政策決定に結び付く過程では紆余曲折がありますし、厚労省の考えだけで国全体の政策決定に至れるかというと、できないというところはあったんだと思います。ただ、行政の側と専門家の側が議論を尽くして対策を検討するという場ができたということは、非常に大きな成果だったと思います。これまでは、そういう議論の場は多少あったとしても、ブラックボックスでなかなか見えませんでしたから。

和田：場当たり的な対策もあったと思うんです。中長期に、あるべき公衆衛生の体制の姿を見据えながら、今よりもよい方向に誘導するように施策も持っていければなと思ってはいたのですが、どうしても一個一個のその時々のイシューに対して、絆創膏を貼っていくようになってしまっている。公衆衛生にとっては、ピンチもいろいろありましたけど、チャンスでもあるんです。大きな絵を描いて、

次の 10 年、20 年の地域保健について、感染症だけじゃないと思うんですけど、今は時間も力もなくて議論できていないのは課題かなと思っています。

公衆衛生教育への教訓

金森：もっといろいろ伺いたいのですが、次の話題に移りたいと思います。教訓の 1 つとして、これからの公衆衛生教育について伺います。和田先生、いかがでしょうか。

和田：そうですね。今回公衆衛生っていう言葉がみんなに認知または、思い出されたところがあって、医学・医療にプラスして公衆衛生という集団を対象として多くの人を救うというところがクローズアップされたのは、よかったのかなと思っています。

　私は、医学生には、利き手に医学・医療を持って、もう 1 つの手に公衆衛生を持っておくと、より多くの人を皆さんの素晴らしい技術で救うことができますよと話をしています。その中で、3 つのスキルを挙げています。1 つは言語化することです。起きている事象を文章にまとめて、相手にわかるように伝えられることが大事だと。だから、読む力とか書く力をつけてねって。もう 1 つは分析。データをきちんと分析して、今起きている事象を的確に把握できること。3 つ目が調整。1 人よりはチームでやっていくこと。いろんなステークホルダーがいる中で、それぞれの気持ちをよく考えながらやっていくことが大事だと。人を救うにはいろんな方法があるわけで、病院だけじゃなくて、NPO（非営利団体）を作ってもいいし、情報発信してもいい。いろんな形で取り組む際に、3 つのスキルを持っておくと、1 人でも多くの方の役に立てると思います。

　公衆衛生の役割や面白さも伝わったと思うんです。現在では公衆衛生大学院ができて、素地があるので、そこをアピールしながら、分野横断的にいろんな方に入ってきていただきたい。ICT の活用とか、コミュニケーションとか、医療者だけでは解決できないので、他分野の方も交えて、みんなで健康のバリューを高めていけると思うんです。人生 100 年時代という話もあるし、病気を治すだけじゃなくて、QOL（生活の質）も含めたところが、さらに重要になってくるので、そういったことを伝えながら人材育成をしていくと、次の 10 年、20 年は明るいと思っています。

金森：前田先生、いかがでしょうか。

前田：毎年、母校で公衆衛生の授業を持っているんですが、公衆衛生の講義は関

心が低く、出席率もよくないんです。ところが今年は、出席率は相変わらずなのですが、出席している学生の目がらんらんとしていて、私の話に非常に食いついてきたことが印象的でした。感染症法という法律があって、それによって決められた政策があって、その中でこういうことが現実に起こったんだということを伝えると、法律や対策の重要性が実感を持ってわかってもらえました。検査の問題にしても、医療の問題にしても、それが結果としてどう国民の命や健康に作用してくるのかが目に見えれば、学生が公衆衛生に興味を持ってくれると思うんです。

金森：教育の専門家というか、帝京 SPH の研究科長として、福田先生、何か。

福田：今回のことで、公衆衛生の重要性が社会的にも認識されて、社会医学系専門医とか公衆衛生大学院、あるいは感染症の専門家の育成とか、公衆衛生を学ぶ機会というのが増えてきています。そこに、いろんな方に学びに来ていただきたいと思います。

終わりに

前田：今回非常に課題にされたことの 1 つは、社会経済や社会システムとの関わりだと思うんです。近年、何度かパンデミック的な感染症の拡大があったんですが、社会全体の維持発展と深く関わりがある形で発生したのは、近代以降はスペイン風邪を除けば初めての事態だったわけで、こういうことについて考えるのに慣れていなかったところはあったと思います。今回様々な社会活動を制限する感染予防対策を検討する中で、それじゃあ経済的に社会が維持できないと反論された時に、それに対してどう答えていくのかと、その両方が融和する、統合する政策をどうやって決定していくのかというところは、未だ試行錯誤の部分があります。公衆衛生は社会全体の幸福を考える科学技術なので、本来は当たり前のことだったんですけれども、そうした視点は十分に熟成されていなかった。今後、こうした課題に取り組んでいくことが、公衆衛生をさらに発展させていく 1 つの大きなきっかけになるんじゃないかと思います。

和田：感染症というのは、HIV（ヒト免疫不全ウイルス）や結核もそうですけど、弱い人を見つけて入り込んでいくのが特徴で、今回も影響を強く受けたのが「夜の街」であったり、外国人コミュニティであったり、あるいは、仕事を失った方もおられます。社会の一番弱いところがよくわかったように思っています。感染症対策だけではなくて、社会の有り様といったところが重要で、もちろん政府や自治体も大事なんですけれど、市民の中でのお互いに支え合うような力がどう

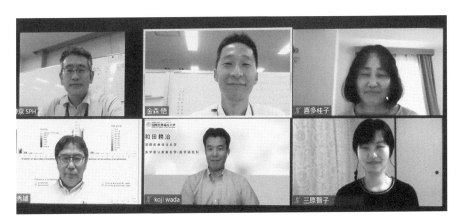

座談会終了後の全参加者

だったのかが問われていると思います。社会づくりの重要性でしょうね。こうい
う社会であるべきだっていうところは、もう少し議論されるべきだと思っていま
す。

福田：メディアで、和田先生と京都大学の西浦博先生が次のパンデミックも一緒
に戦う仲間だとおっしゃられています。我々としては、その時に一緒に戦う仲間
をたくさん作っていきたいと思います。前田先生もますますお元気で、一緒に戦っ
てください。

金森：前田先生、和田先生、今日は長時間にわたり、本当にありがとうございま
した。私にとっても先生方のお話をお伺いすることができて、貴重な場になりま
した。喉元過ぎたら熱さを忘れることがないように、今回の学びをどう活かして
いくかが重要なことだと思っています。

あとがき

　私が本書の編集・執筆に携わるようになって、1年半近くが経ちました。当初の編集委員の打合せでは、あとがきの締めで「南の島より」と書いて終われるような状況になっていたら、と思いを馳せていました。しかし、2021年8月の現状は1年遅れで東京オリンピックが開催されたものの、第5波の勢いが止まらない状況となっています。感染者数が全国的に増加傾向であり、とても南の島に出かけられるような状況ではありません。

　本書の各章は基本的に2021年1月末までの情報をもとに執筆しています。それ以降も、変異株、第4・5波、新型コロナワクチン、東京オリンピック・パラリンピック開催の影響など、COVID-19に関わる状況は日々変化を続けています。そのため、読者が本書を手に取って読む頃には、示した教訓の一部は古くなってしまっているものもあるかもしれません。しかし、挙げられた多くの点はこれからの公衆衛生や感染症対策において重要度の高い内容です。新型インフルエンザの教訓があまり活かされなかったことを踏まえると、教訓をこれからの公衆衛生に活かしていくことが不可欠です。オンライン座談会でも触れられたように、「喉元過ぎれば熱さを忘れる」ことは避けなくてはなりません。帝京SPHとしては、本書の完成をゴールではなくスタートラインとして位置付け、これらの教訓を実現するために努力していきます。

　本書の作成にあたり、多くの方々から多大なご協力をいただきました。帝京SPHの研究科長であり、本書の編集委員の福田吉治先生には、全体的な統括作業をリードいただき、その背中から多くを学ばせていただきました。同じく編集委員の喜多桂子氏には何度も鋭いご指摘をいただいたおかげで、文章を洗練させることができ、三原智子氏には入学する2021年4月よりも前から執筆や校正でご活躍いただきました。各章、コラム、クリティーク、オンライン座談会、表紙や付録の年表の作成等では、帝京SPHの関係者だけでなく、学外の多くの専門家にもご協力いただきました。各章の執筆を担当した在校生にとっては、必ずしもテーマが自分の専門分野とは限らなかったのですが、共同執筆者の教員による手厚い指導とともに、学内外の専門家による批判的な視点も得ることができ、大きな学びとなったのではないかと思います。また、感染症の専門家の先生方には、COVID-19の流行で業務がひっ迫している中にもかかわらずご尽力いただきま

した。大修館書店の笠倉典和氏には、執筆構想の段階から終始、細やかなサポートをいただきました。このように多くの関係者の皆様おかげで、本書を完成させることができました。この場を借りて厚く感謝申し上げます。

　最後に、本書を通じて、教訓を日々の公衆衛生の実践に活かし、少しでも公衆衛生の質を高めることに貢献できれば、編集者として望外の喜びです。また、公衆衛生や感染症対策にご関心を持っていただいた方は、ぜひ帝京 SPH の門を叩いていただければ幸いです。一緒に公衆衛生を実践していきましょう。

2021 年 8 月
第 5 波が続く都内より COVID-19 の収束を願いながら
編集委員を代表して
帝京大学大学院公衆衛生学研究科　講師
金森　悟

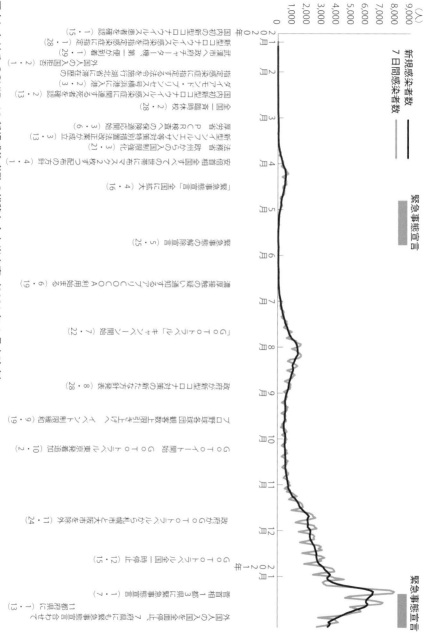

日本国内における COVID-19 新規感染者数の推移と主な出来事（2021 年 1 月末時点）

（人）
9,000
8,000
7,000
6,000
5,000
4,000
3,000
2,000
1,000
0

新規感染者数 ——
7日間感染者数 ——

緊急事態宣言

緊急事態宣言

2021
年
1
月

2
月

3
月

4
月

5
月

6
月

7
月

8
月

9
月

10
月

11
月

12
月

2
0
2
1
年
1
月

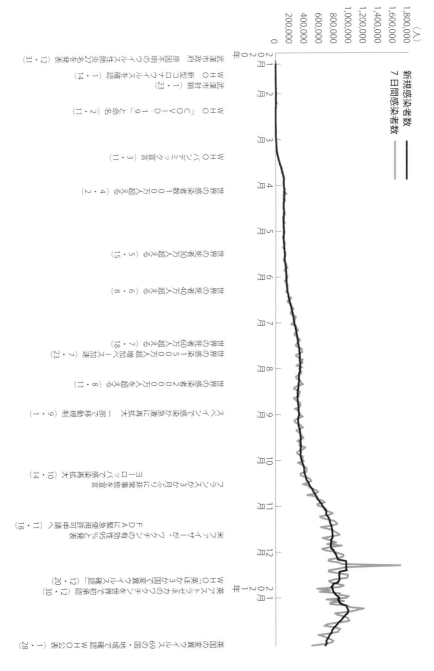

世界における COVID-19 新規感染者数の推移と主な出来事（2021年1月末時点）

編著者一覧

〈編者〉
福田吉治（ふくだ・よしはる）　帝京大学大学院公衆衛生学研究科　教授
金森　悟（かなもり・さとる）　帝京大学大学院公衆衛生学研究科　講師
喜多桂子（きた・けいこ）　　　帝京大学大学院公衆衛生学研究科
　　　　　　　　　　　　　　　　　　　　　　　　　博士後期課程（DrPH）
三原智子（みはら・ともこ）　　帝京大学大学院公衆衛生学研究科
　　　　　　　　　　　　　　　　　　　　　　　　　専門職学位課程（MPH）

〈著者〉
天野方一　　　帝京大学大学院公衆衛生学研究科　　博士後期課程（DrPH）修了
池田奈緒美　　帝京大学大学院公衆衛生学研究科　　専門職学位課程（MPH）修了
石川ひろの　　帝京大学大学院公衆衛生学研究科　　教授
伊藤優真　　　帝京大学大学院公衆衛生学研究科　　博士後期課程（DrPH）
井上まり子　　帝京大学大学院公衆衛生学研究科　　准教授
今井歩美　　　帝京大学大学院公衆衛生学研究科　　専門職学位課程（MPH）
入野志保　　　帝京大学大学院公衆衛生学研究科　　専門職学位課程（MPH）修了
江添有美　　　帝京大学医学部　　　　　　　　　　学部生
大脇和浩　　　帝京大学大学院公衆衛生学研究科　　教授
冲永佳史　　　帝京大学　　　　　　　　　　　　　学長
尾崎章彦　　　帝京大学大学院公衆衛生学研究科　　博士後期課程（DrPH）修了
尾島俊之　　　浜松医科大学健康社会医学講座　　　教授
加藤美生　　　帝京大学大学院公衆衛生学研究科　　助教
金森　悟　　　帝京大学大学院公衆衛生学研究科　　講師
仮屋　茜　　　帝京大学大学院公衆衛生学研究科　　専門職学位課程（MPH）
喜多桂子　　　帝京大学大学院公衆衛生学研究科　　博士後期課程（DrPH）
金城謙太郎　　帝京大学大学院公衆衛生学研究科　　教授
忽那賢志　　　大阪大学大学院医学系研究科　　　　教授
黒田　藍　　　帝京大学大学院公衆衛生学研究科　　専門職学位課程（MPH）修了
桑原恵介　　　帝京大学大学院公衆衛生学研究科　　講師
後藤理絵　　　帝京大学大学院公衆衛生学研究科　　専門職学位課程（MPH）修了
近藤尚己　　　京都大学大学院医学研究科　　　　　教授
三枝貴代　　　帝京大学大学院公衆衛生学研究科　　博士後期課程（DrPH）
齋藤宏子　　　帝京大学大学院公衆衛生学研究科　　博士後期課程（DrPH）
崎坂香屋子　　帝京大学大学院公衆衛生学研究科　　准教授
重松亜実　　　帝京大学大学院公衆衛生学研究科　　専門職学位課程（MPH）

柴田亜希	帝京大学大学院公衆衛生学研究科	博士後期課程（DrPH）
渋谷克彦	帝京大学大学院公衆衛生学研究科	講師
杉本九実	帝京大学大学院公衆衛生学研究科	博士後期課程（DrPH）
杉山雄大	国立国際医療研究センター研究所糖尿病情報センター 医療政策研究室長	
須藤恭子	帝京大学大学院公衆衛生学研究科	博士後期課程（DrPH）修了
高橋謙造	帝京大学大学院公衆衛生学研究科	教授
津田洋子	帝京大学大学院公衆衛生学研究科	講師
坪井基浩	帝京大学大学院公衆衛生学研究科	専門職学位課程（MPH）
中島一敏	大東文化大学スポーツ・健康科学部	教授
中田善規	帝京大学大学院公衆衛生学研究科	教授
中谷比呂樹	慶應義塾大学医学部	訪問教授（薬理学）
中西浩之	帝京大学大学院公衆衛生学研究科	専門職学位課程（MPH）修了
中野克俊	帝京大学大学院公衆衛生学研究科	専門職学位課程（MPH）
中村拓朗	帝京大学医学部	学部生
羽田野義郎	帝京大学大学院公衆衛生学研究科	専門職学位課程（MPH）
響谷 学	帝京大学大学院公衆衛生学研究科	専門職学位課程（MPH）修了
福田吉治	帝京大学大学院公衆衛生学研究科	教授
前田秀雄	東京都北区保健所	所長
三原智子	帝京大学大学院公衆衛生学研究科	専門職学位課程（MPH）
宮本勝行	帝京大学大学院公衆衛生学研究科	専門職学位課程（MPH）
向井ななみ	帝京大学医学部	学部生
村山洋史	東京都健康長寿医療センター研究所 社会参加と地域保健研究チーム・研究副部長	
和田耕治	国際医療福祉大学医学部	教授

（五十音順・所属は執筆時）

新型コロナウイルス感染症（COVID-19）からの教訓
──これまでの検証と今後への提言
© 帝京大学大学院公衆衛生学研究科, 2021　NDC498 ／ viii, 231p ／ 21cm

初版第1刷────2021年11月1日

編者────────帝 京 大学大学院公 衆 衛生学研 究 科
発行者───────鈴木一行
発行所───────株式会社 大修館書店
　　　　　　　　〒113-8541 東京都文京区湯島 2-1-1
　　　　　　　　電話 03-3868-2651（販売部）　03-3868-2297（編集部）
　　　　　　　　振替 00190-7-40504
　　　　　　　　［出版情報］https://www.taishukan.co.jp

装丁者───────小口翔平＋後藤司（tobufune）
カバーイラスト──小池悠太郎
印刷所───────広研印刷
製本所───────牧製本印刷

ISBN978-4-469-26921-5　　　Printed in Japan